JN117146

息を吐くだけで
カラダの不調が消える

呼吸革命

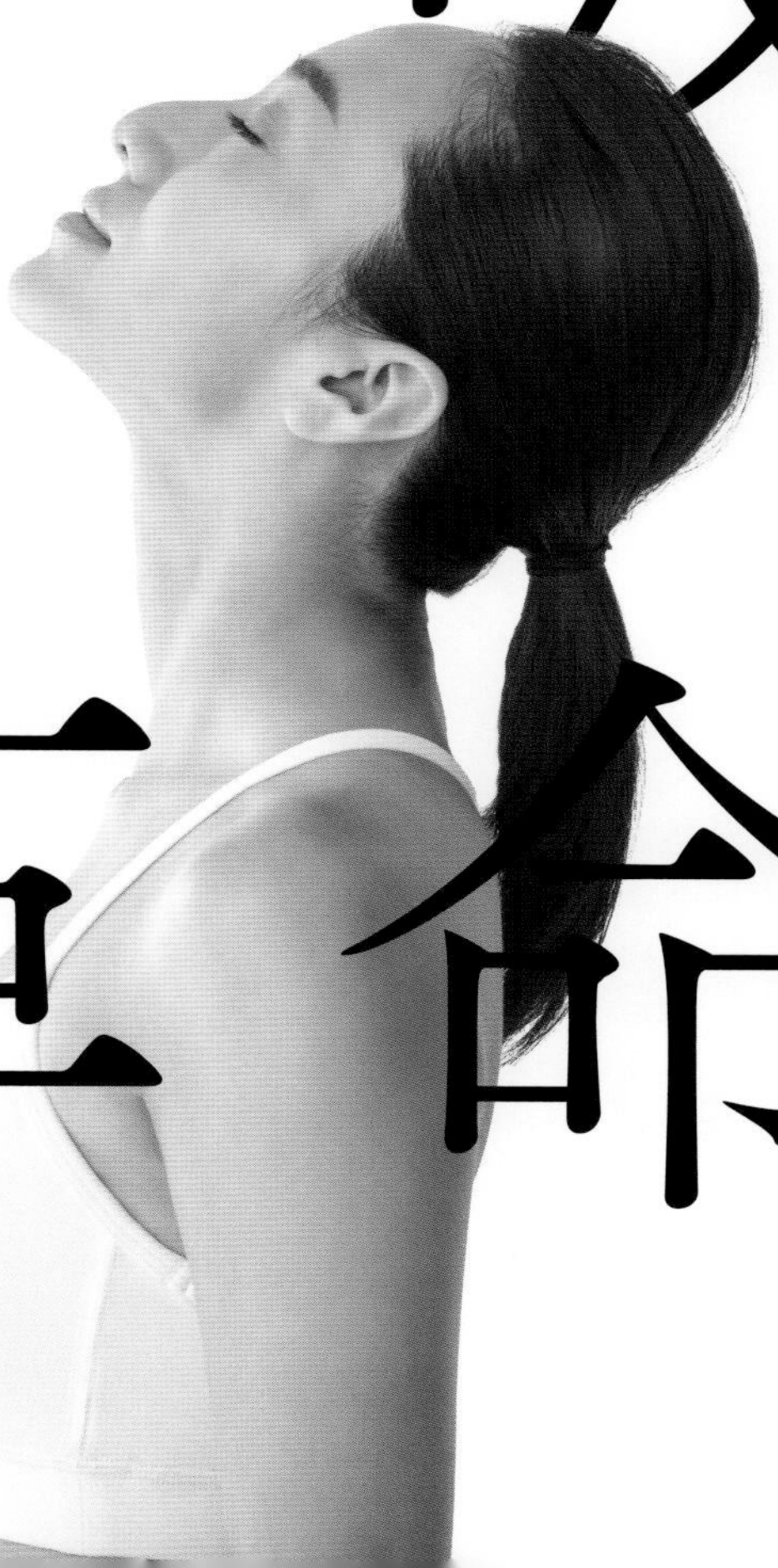

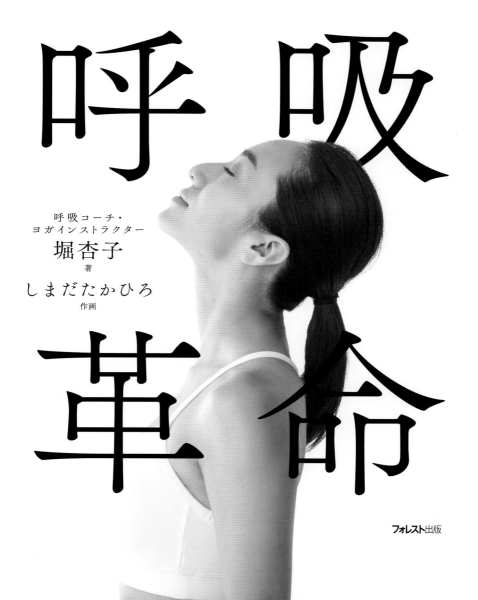

呼吸コーチ・
ヨガインストラクター
堀杏子
著
しまだたかひろ
作画

フォレスト出版

プロローグ
呼吸ちゃんとの出会い

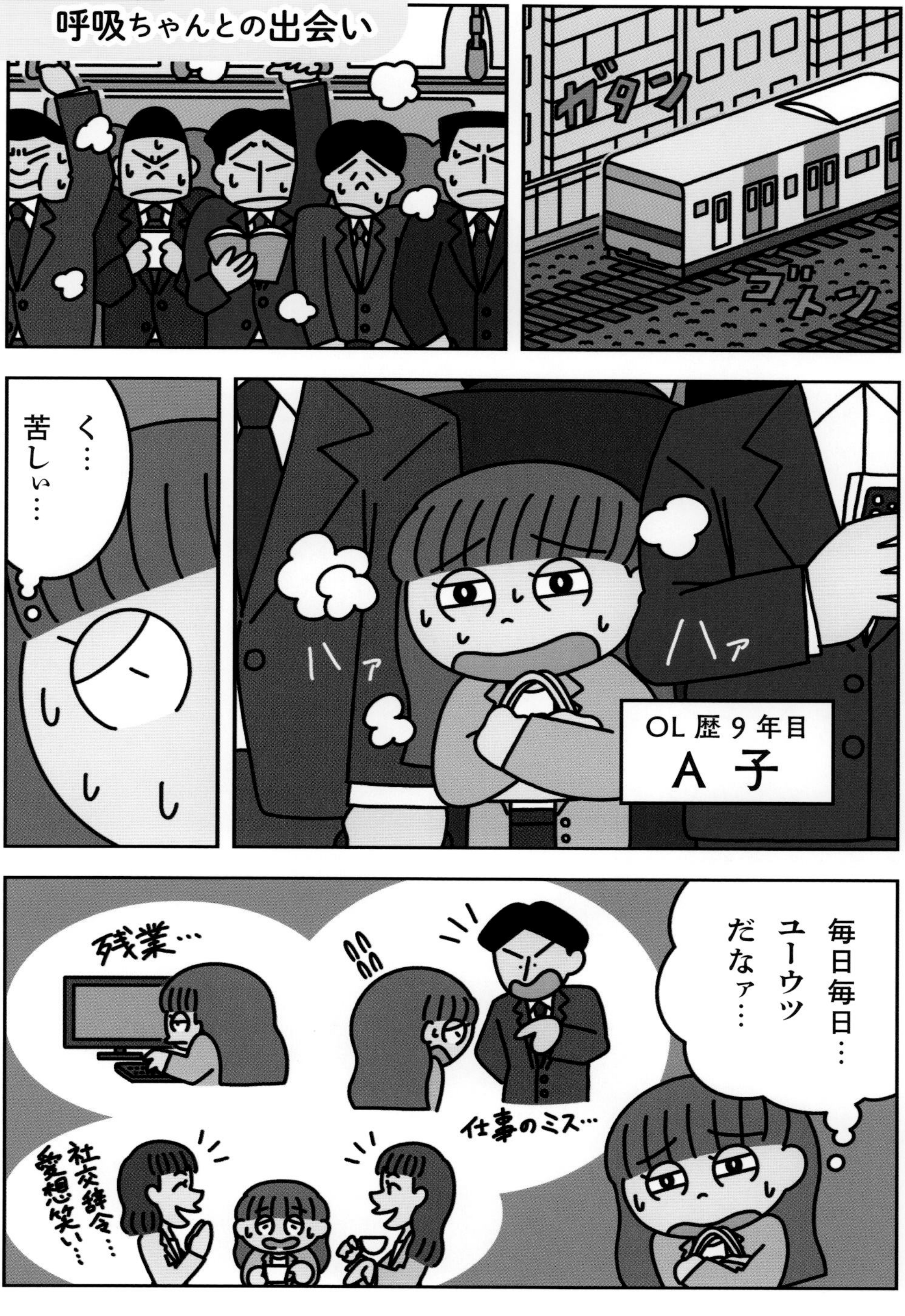

ガタン
ゴトン
ハァ
ハァ
OL歴9年目
A子
く…苦しぃ…
毎日毎日…ユーウツだなァ…
残業…
仕事のミス…
社交辞令…愛想笑い…

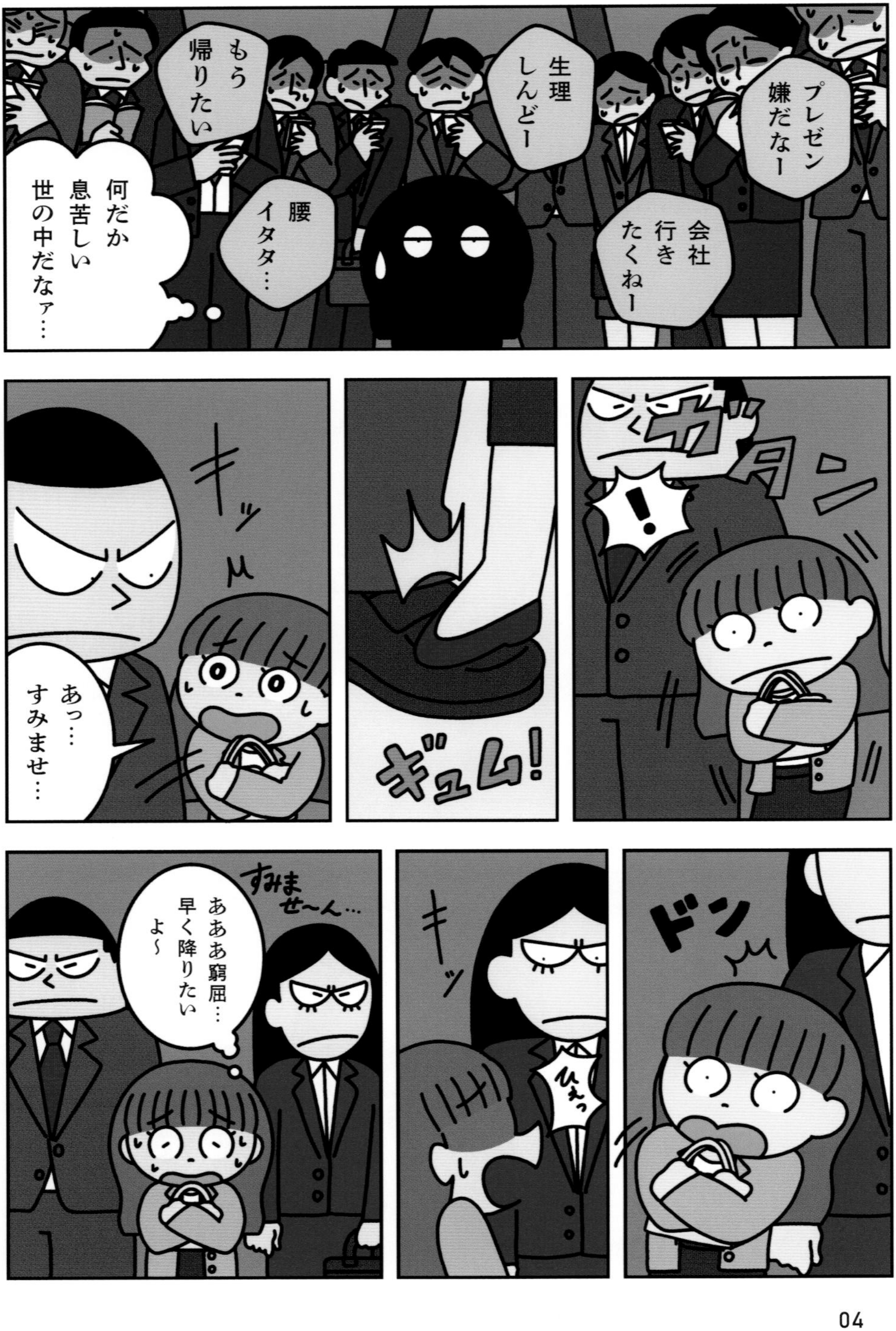

プレゼン嫌だなー
会社行きたくねー
生理しんどー
もう帰りたい
腰イタタ…
何だか息苦しい世の中だなァ…
ガタン
!
ギュム!
キッ
あっ…すみませ…
ドンッ
ひえっ
キッ
すみませ~ん…
あああ窮屈…早く降りたいよ~

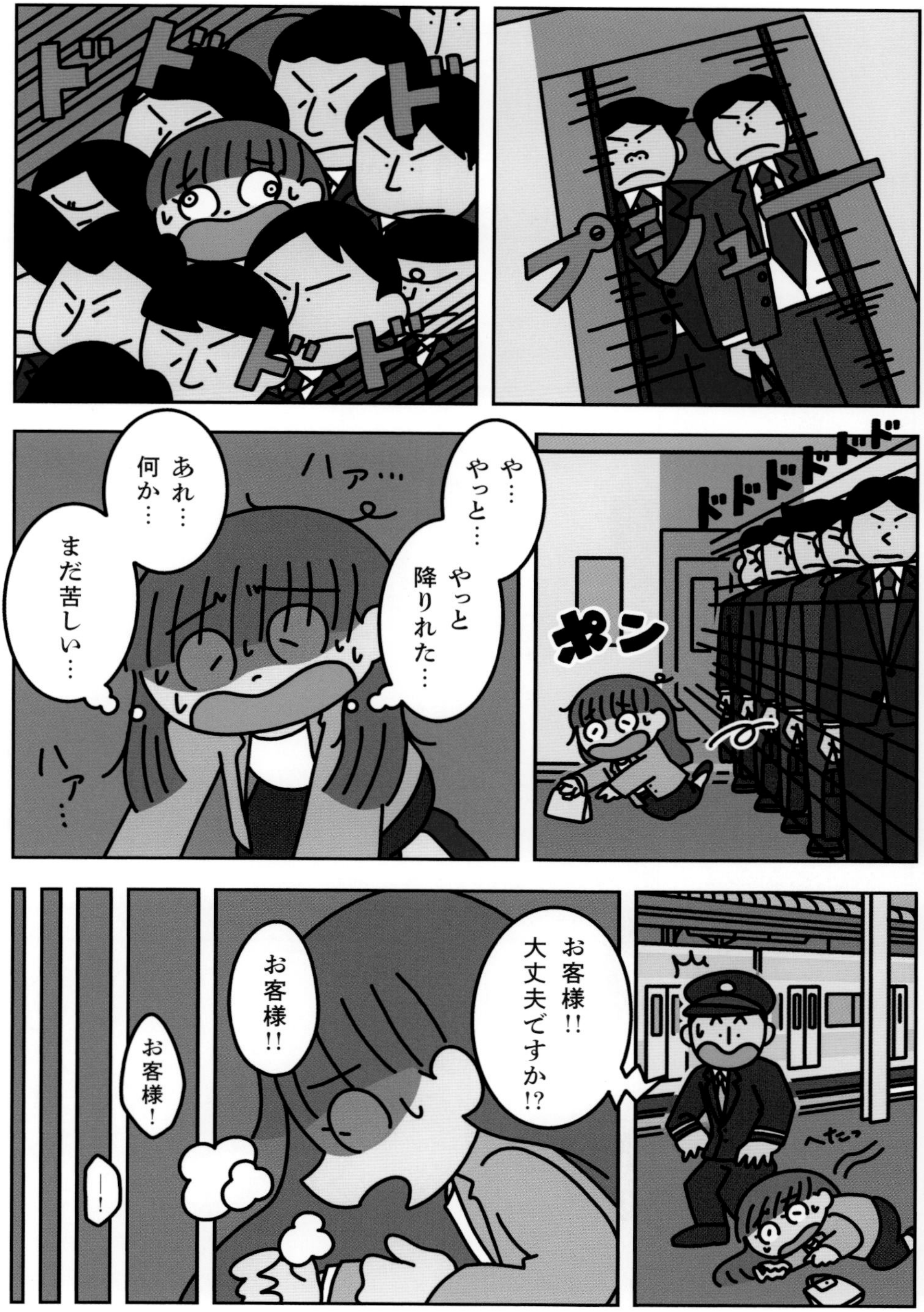
プシュー
ドドドド
ドドドドドド
ポン
や…やっと…やっと降りれた…
あれ…何か…まだ苦しい…
ハァ…
ハァ…
お客様!!大丈夫ですか!?
へたっ
お客様!!
お客様!
—!

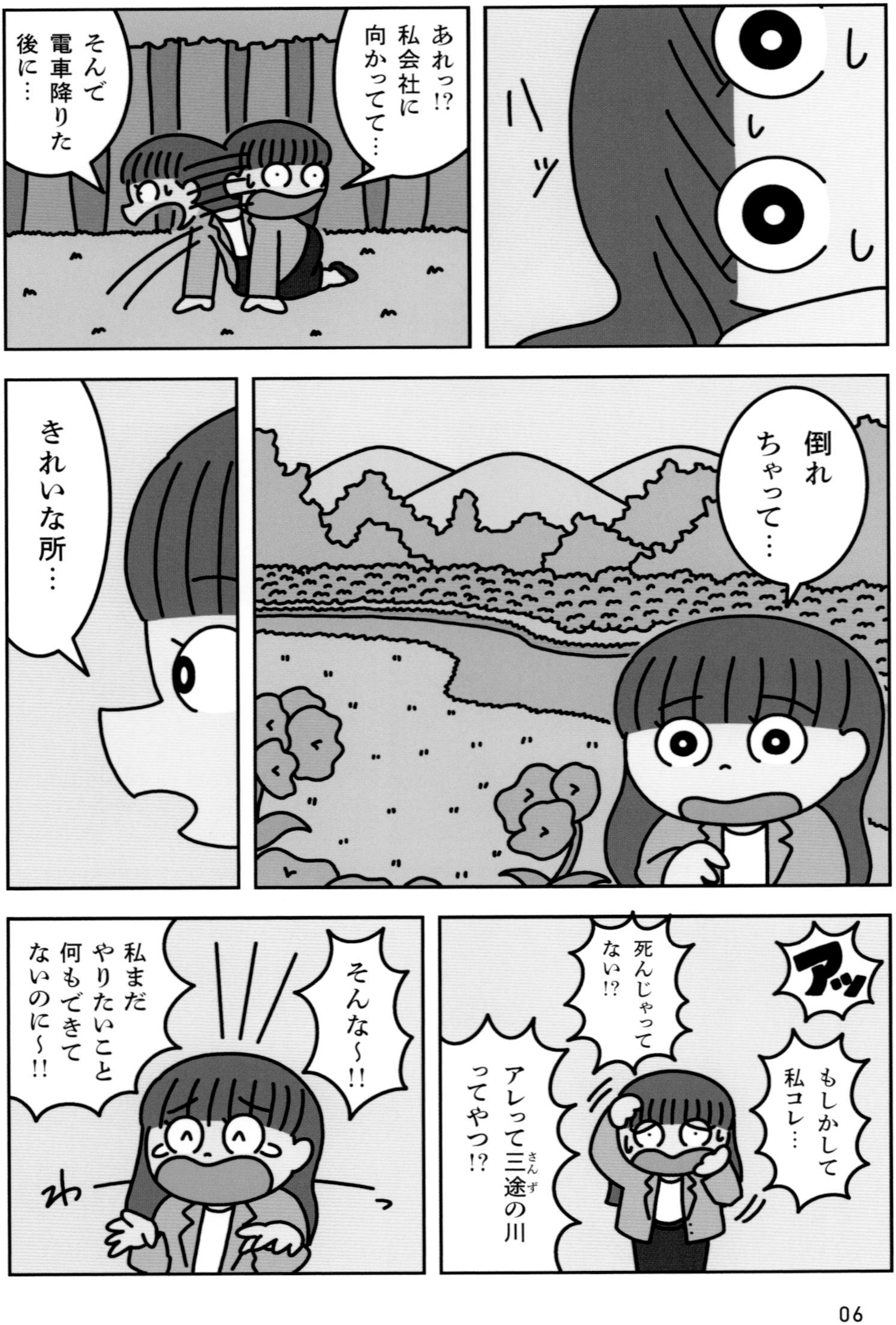
ハッ
あれっ!? 私会社に向かってて…
そんで電車降りた後に…
倒れちゃって…
きれいな所…
アッ
死んじゃってない!?
もしかして私コレ…
アレって三途《さんず》の川ってやつ!?
そんな〜!!
私まだやりたいこと何もできてないのに〜!!
わーっ

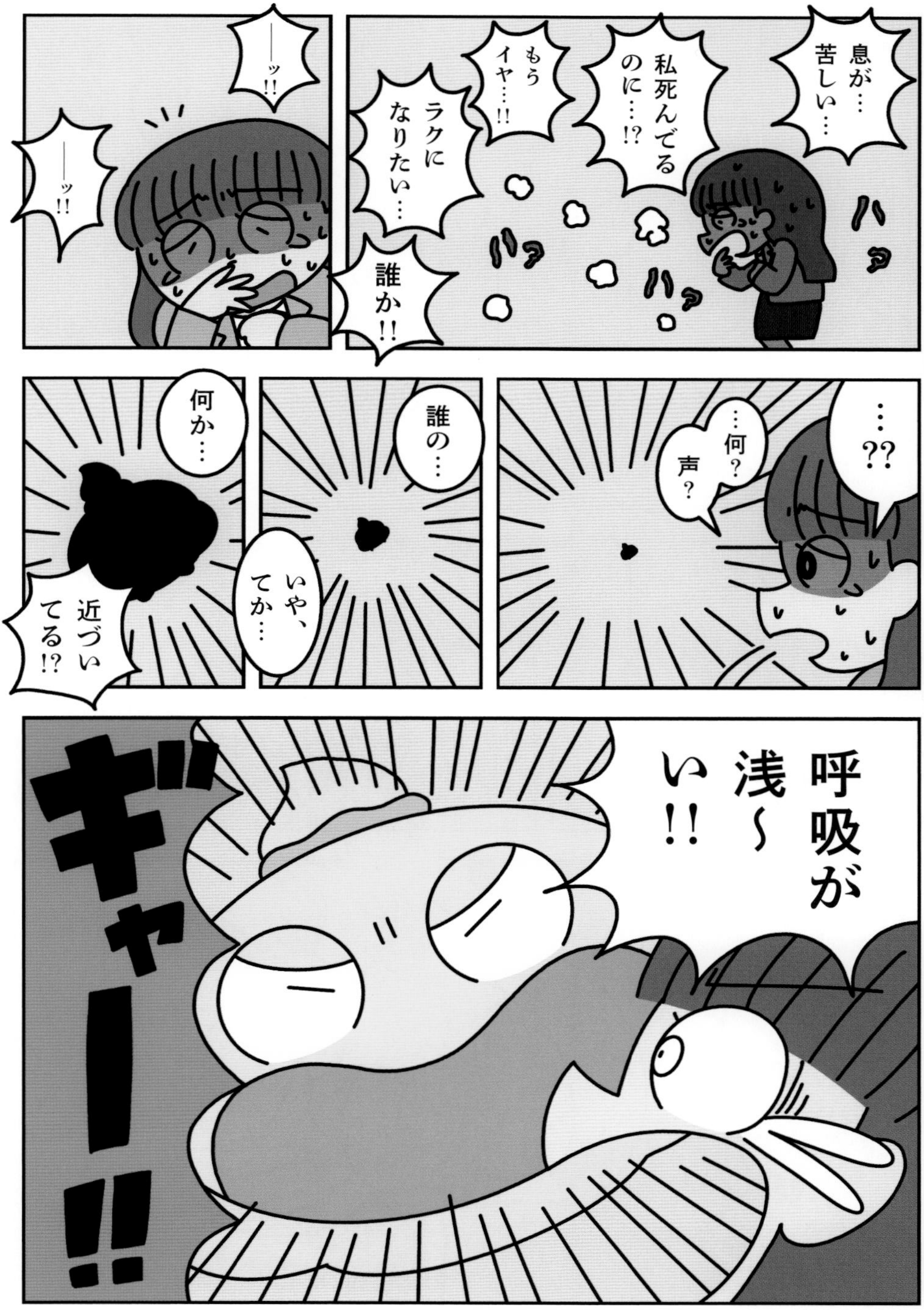
息が…苦しい…
私死んでるのに…!?
もうイヤ…!!
ラクになりたい…
ハァ
ハァ
ハァ
ハァ
誰か!!
――ッ!!
――ッ!!
…??
…何?声?
誰の…
いや、てか…
何か…
近づいてる!?
呼吸が浅～い!!
ギャー!!

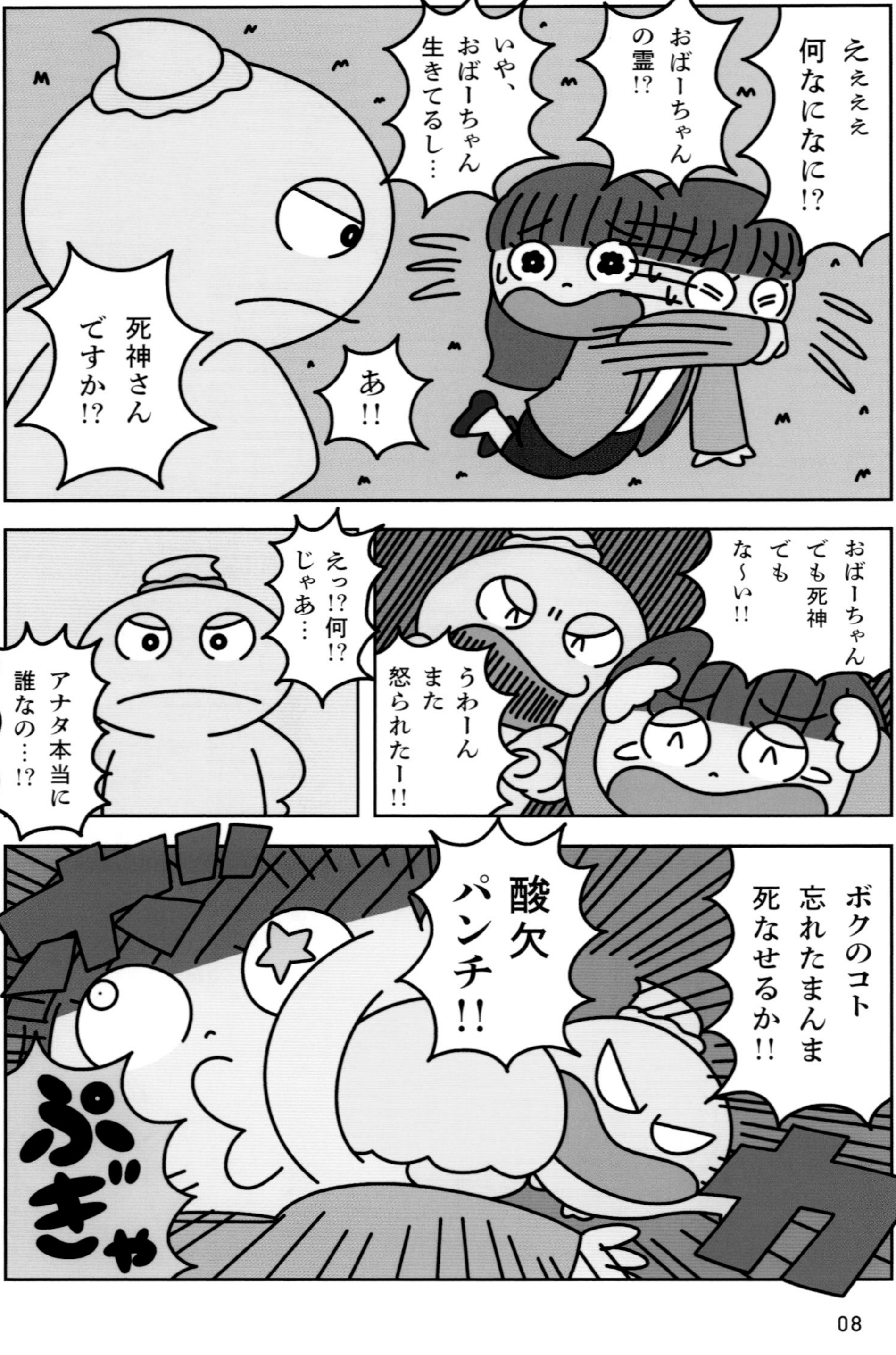
ええええ何なになに!?
おばーちゃんの霊!?
いや、おばーちゃん生きてるし…
あ!!
死神さんですか!?
おばーちゃんでも死神でもな〜い!!
うわーんまた怒られたー!!
えっ!?何!?じゃあ…
アナタ本当に誰なの…!?
ボクのコト忘れたまんま死なせるか!!
酸欠パンチ!!
ぷぎゃ

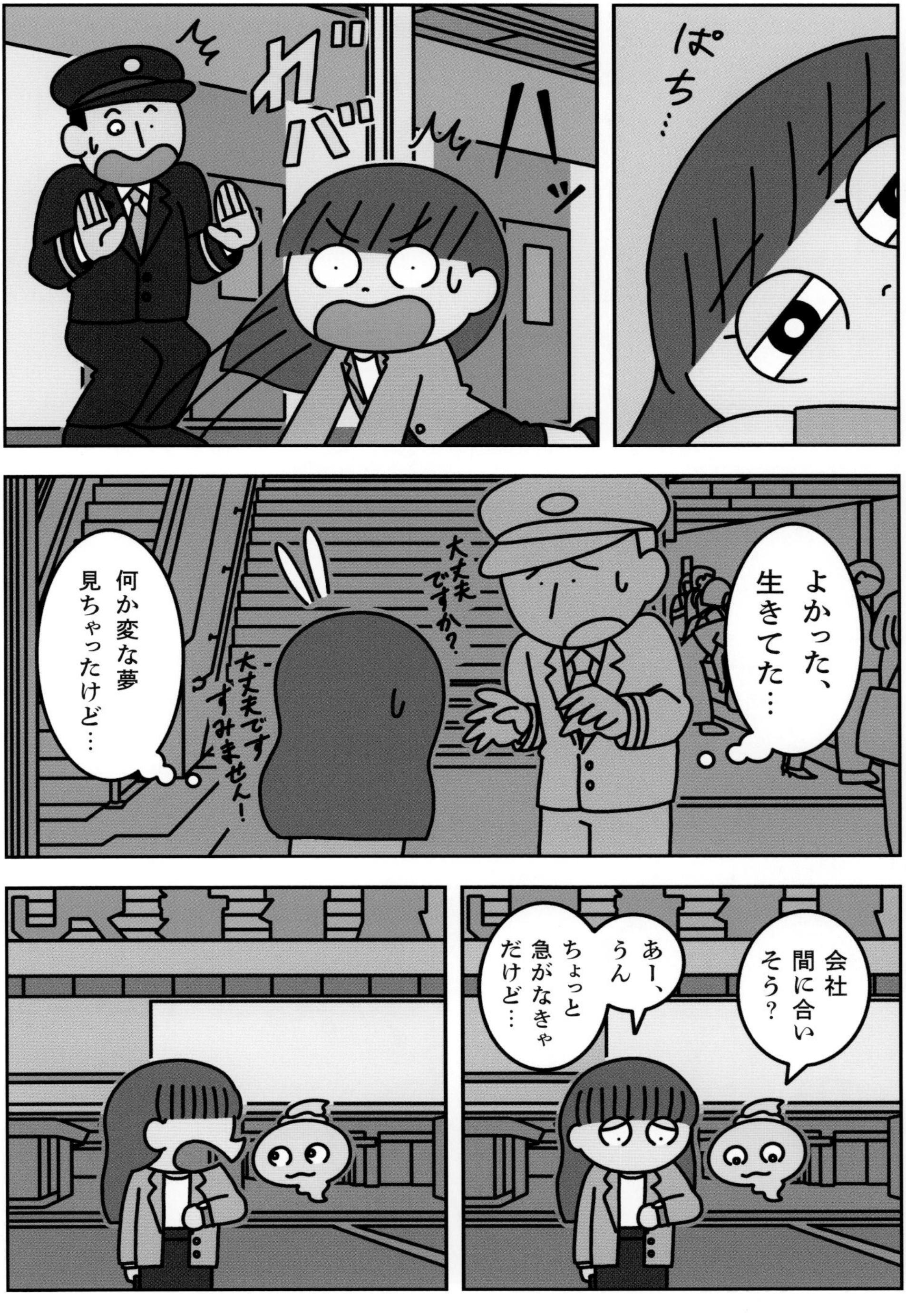
ぱち…
わ゛
バ゛
ハッ
よかった、生きてた…
大丈夫ですか？
大丈夫です すみません！
何か変な夢見ちゃったけど…
会社間に合いそう？
あー、うん ちょっと急がなきゃだけど…

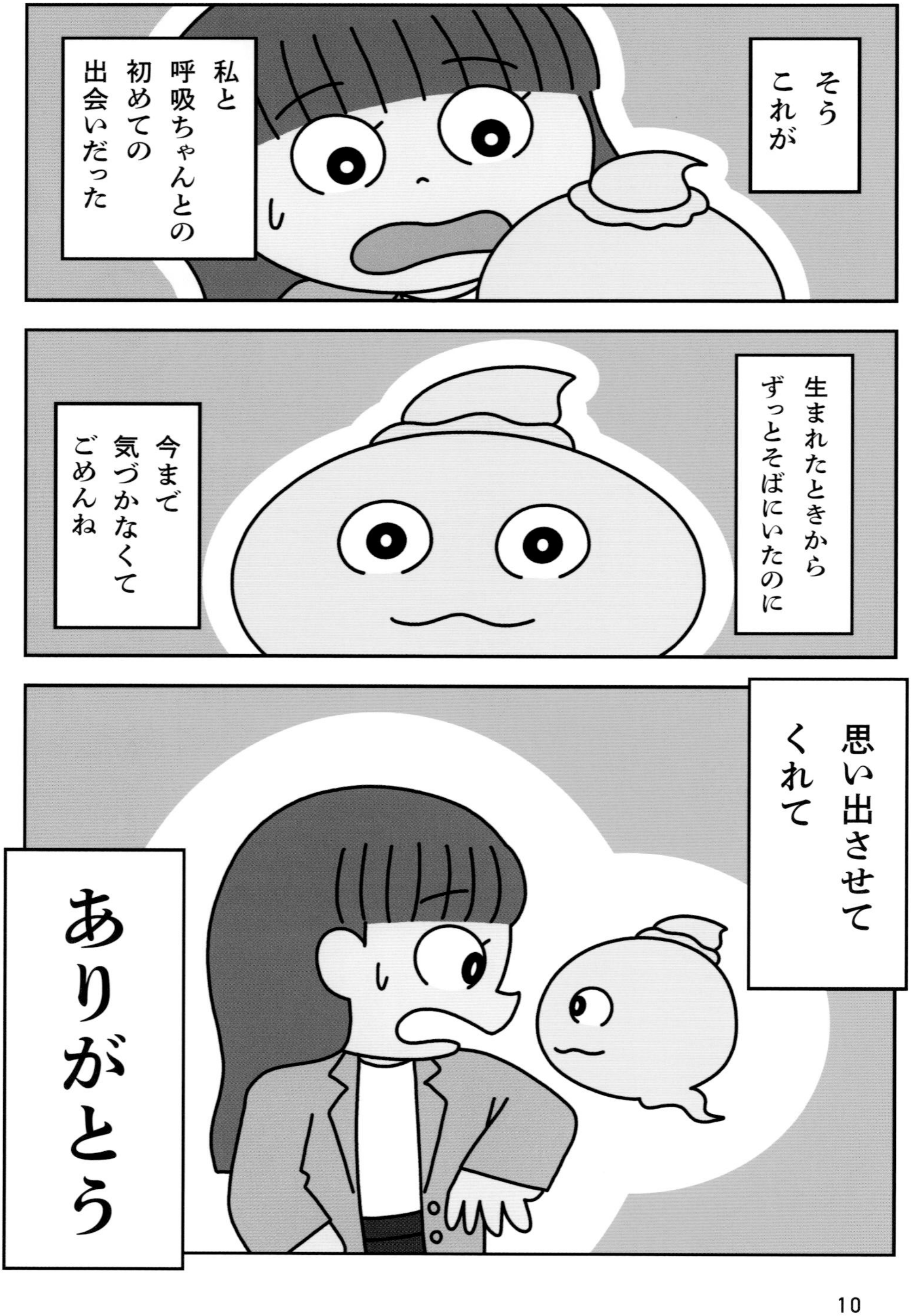
そう
これが
私と
呼吸ちゃんとの
初めての
出会いだった
生まれたときから
ずっとそばにいたのに
今まで
気づかなくて
ごめんね
思い出させて
くれて
ありがとう

はじめに　不調だらけのドン底人生から呼吸コーチになるまで

はじめまして。呼吸コーチの堀杏子です。

突然ですが、ふだん、あなたはどんな呼吸をしていますか？

胸の上のほうだけの浅い呼吸になっていませんか？

仕事中、無意識に呼吸が止まっていませんか？

鼻ではなく、口呼吸になっていませんか？

この本では、ふだんの呼吸を**鼻呼吸**に変えるだけで、体や脳のすみずみまで元気になるのはもちろんのこと、あなたが自分でも気づいていない可能性を思いっきり開いて、ガラリと人生を変える、**呼吸で最高の自分を引き出して、人生に革命を起こす方法**をお伝えします。

やり方は簡単。

ただ、鼻から吐く呼吸にだけ意識して、「ふーっ」と吐くだけ。

それだけです。

呼吸は、私たちが生きていくうえで欠かせない生命活動であることは当たり前にわかっていることでしょう。

人は、30日間食べなくても、水は3日飲まなくても死にません。

ところが、呼吸はたった3分しないだけで死んでしまいます。

しかし、これほど重要な呼吸について、私たちはわざわざ教わったりする機会はほとんどありません。

私は子どものころから喘息《ぜんそく》、肺炎、気管支炎、アレルギー性鼻炎、アトピー性皮膚炎などに悩まされ、学校をよく休む、いわゆる虚弱体質な子どもでした。

薬や吸入ステロイド薬が手放せず、「ちょっとでも良くなりたい」という望みをかけて、耳鼻咽喉《じびいんこう》にまつわる手術も3回ほど試しましたが、改善といえるほどの変化はみられませんでした。

10代のころから肩コリや腰痛を抱え、生理も重く、20代半ばにはPMS（月経前症候群）に悩み、当時の彼にはイライラをぶつけてしまうケンカばかり。こうした不調のオンパレードはメンタルにも影響し、自分に自信が持てない、何かにつまずけばすぐにネガティブな思考に陥る人間でした。

そんな私が、現在は呼吸を鼻呼吸にシフトし、「息を吐く」ことに特化した呼吸トレーニング（以下・呼吸トレ）を実践することで、みるみる病院いらずになり、心も体も前を向いた人生を送れるようになりました。

父親の反対を押し切って憧れの俳優の道へ

映画好きだった父の影響で、私もスクリーンの中の俳優たちに憧《あこが》れ、「いつか映画に出たい」という夢がありました。しかし父はお堅い企業のサラリーマンだったため、そんな夢には断固反対。大ゲンカを繰り返し、結局は父の教育方針通り大学に進学します。

しかし就職活動を迎えたころ、「一度しかない人生で後悔したくない」と、夢に挑戦するため上京し、アルバイトを掛け持ちしながら、俳優の道を手探りで歩み始めました。

そしてついに、憧れていた蜷川実花《になかわみか》監督の映画『ヘルタースケルター』で、初めての映画出演が叶《かな》いました。名前もセリフもない看護師の役でしたが、私にとって一生忘れられない最初の役となりました。

その後、難関で有名な舞台演出家の蜷川幸雄さんの劇団「さいたまネクスト・シアター」のオーディションに合格。映像出演も増えてきた当時の私は、すべてがうまくいくような気がしていました。

しかしそれは、苦しい道のりの始まりに過ぎなかったのです。

蜷川幸雄さんといえば「灰皿が飛んでくる」と言われたほど厳しい方であることが有名で、自分に自信がなかった私は、稽古場《けいこば》で怒られないようにやり過ごすだけで精いっぱいでした。ひとつの公演が終わるころには、まったく声が出ないほどに喉をつぶし、全身に湿疹《しっしん》が出たり、「俳優ってこんなに辛いの？」と、夢に描いていたイメージと過酷な現実とのギャップに落ち込んでいました。

1本の電話が人生のどん底に追いやる

そんな矢先のこと、ある映画の撮影中に、母から1本の電話が入ります。

それは「父が自死した」という知らせでした。

まさに青天の霹靂《へきれき》。撮影を終えて金沢の実家に飛んで帰り、虚しく横たわる父親の亡骸《なきがら》と対面しました。30年以上企業で勤めた父は、退職してから2年ほどで、長年のストレスや持病からうつを患《わずら》い、12月の冬の日に、孤独にこの世を去ったのです。

その直後、新たな舞台稽古が始まったものの、まだ父の死を現実として受け止められず、「私が反対を押し切って上京したせいなのでは?」と自分を責めました。稽古に集中できず、セリフを覚えることもできません。このとき、夢を追いかけてキラキラとした希望に満ちていた自分は微塵《みじん》もいなくなっていました。

そして父親の死から数年後、蜷川幸雄さんが逝去。

最後の公演を終えて退団しました。

張り詰めていた糸のようなものがプツンと切れて、お芝居の世界でそれ以上頑張り続ける自分の未来が見えなくなってしまったのです。

その後、結婚をするも、結局うまくいかずに数年で離婚。

夢をあきらめ、結婚生活も崩壊。

会社勤めを一度もしたこともない自分が、これから何をしてお金を稼いでいけばいいのか。当時31歳だった私は、心身ともに限界を感じ、実家に戻ることにしました。

ヨガレッスンで体験した不思議な「呼吸」との出会い

地元でしばらく過ごしていたある日、知人に南インド発祥のヨガのレッスンにたまたま誘われ、「久々に体を動かせればいいや」くらいの軽い気持ちで参加することにしました。

それが私の呼吸人生の始まりになるとは、想像もしていませんでした。

その日に体験したヨガは、ポーズを取ることよりも、呼吸に合わせて動くことを大事にするヨガでした。

ただ、ひたすら鼻から吐く息に合わせて体のパーツを伸ばします。

運動不足だった私は急に呼吸を強くたくさんしたことにより、酸欠を起こしてダウンしてしまいました。

「カッコ悪いなぁ……」と情けなく、しばらく横になっていると、不思議な感覚が湧《わ》きあがってきます。

体から毒気が抜けていき、エネルギーが巡り出し、力がみなぎってくるような感覚です。そして少し回復した私は、レッスンに戻り、なんとか最後までやり遂げ、帰宅して泥のように眠りました。

その翌日の朝、パッと目が覚めたときの爽快《そうかい》さは、覚醒《かくせい》といっていいほど鮮烈な驚きでした。体の軽さがこれまでと格段に違い、滞っていたものが流れて、全身がすっきり軽い感覚。

「あぁ、私、ちゃんと息して生きてる！」

こんな感情が込み上げ、これまでいかに呼吸が浅く、ガチガチの体だったのか、生きるために欠かせない「呼吸」に無関心で生き続けてきたか、思い知らされました。
「呼吸ひとつで、こうも心と体は変わるのか！」と大感動したのです。

「呼吸ってすごい！」

私の人生が、鼻呼吸「ふーーーっ」の音とともに前を向き出した瞬間でした。

スタジオもウェアもお金も要らないシンプルな「呼吸トレ」

それからというもの、とにかく鼻呼吸を意識した生活を始めながら、さまざまな学びと行動を通してわかったことがあります。

呼吸する力が強くなると、体に軸が入る。同時に心にも軸が入るため、迷ったり、悩んだり、落ちこんだりという時間が圧倒的に減ります。

ネガティブな感情や不安を抱いたときも、意識して呼吸することで、その感情とも付き合って過ごせるように変わり、人生において、自分のしたいことがハッキリとわかるようにもなります。

呼吸のすごさにすっかりハマった私は、全米ヨガアライアンスＲＹＴ５００を取得。ヨガインストラクターとしての活動を始めました。

私自身、ヨガはもちろん大好きで、本書でご紹介する「呼吸トレ」のルーツはそこにありますが、「体が硬くてポーズがとれないから向いていない」「ピチピチのウェア姿が恥ずかしい」「男性は入りづらい」「宗教なの？」など、「ヨガ」が持つイメージが壁を作ることもあると感じます。

「ポーズに捉われずに気持ちよく呼吸するだけで、いいことがたくさんあるのに、もったいない！」と考え、呼吸に特化したトレーニングを伝える「呼吸コーチ」を名乗るようになりました。

一般的なヨガはヨガスタジオに行き、ウェアに着がえてレッスンを受けるスタイルが多いでしょう。

一方、**本書でご紹介する「呼吸トレ」は、いつでも、どこでも、お金をかけずに、老若男女問わずできる、とてもシンプルかつ効果の高い実践的なトレーニングです。**

ただ、鼻から息を吐く呼吸に合わせて動いていくだけですが、心身の不調を改善する効果は絶大。

にわかには信じ難いかもしれませんが、生徒さんの中にも、呼吸を変えただけで、長年の睡眠障害が改善したり、プロアスリートとしてパフォーマンスが飛躍的に向上した方など、健康を取り戻すとともに、自身の可能性を大いに羽ばたかせている人がたくさんいらっしゃいます。

そして私がやっぱりいちばんに伝えたいのは「呼吸のすごさ」です。

呼吸で引き出される潜在的なパワーを実感してほしいと思います。

鼻から吐く呼吸に変えることが、あなたの体と心を整え、潜在意識を活性化させて、セルフイノベーションを起こす、命を輝かせるスイッチになります。

私が呼吸と出会って約3年、紹介やクチコミで延べ1300本以上のセッションを提供させていただき、この本を世に出せたのも、呼吸によって潜在的なエネルギーを引き出せたおかげです。

あなたの中にまだ眠る潜在的なパワーを、呼吸革命で引き出していきましょう。

Contents

『息を吐くだけでカラダの不調が消える呼吸革命』もくじ

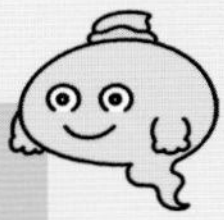

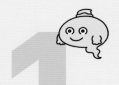

Chapter 1

自分を変える呼吸革命
——呼吸が変わると人生が変わりだす

「浅い呼吸」が脳の酸欠を引き起こす

私たちは「オギャー!」という産声とともに息を吐き始めてから今日まで、一日たりとも休まずに呼吸しています。

だから……**「呼吸は当たり前にできている」**。

そう思い込んでいませんか?

この本を手に取るまで「呼吸のことなんか気にしてなかった」なんていう方も多いでしょう。

ところが、**当たり前すぎていちばん後回しになるのが「呼吸」です。忙しい現代人はつねに無自覚な酸欠状態に陥っています。**

新型コロナによる世界的なパンデミックをきっかけに、仕事のこと、お金のこと、将来のこと……など、漠然と不安感を抱きながら毎日を過ごしている人は多いでしょう。

働き方の多様化が進み、主体的な生き方が選べる社会の実現へと向かい出したと思いきや、相変わらず神経をすり減らす人間関係に悩み、人と違えば叩《たた》かれ、「世間一般」という同調圧力に押されて、まだまだ根深い日本社会の閉塞感《へいそくかん》を感じている人もいるのではないでしょうか。

「息苦しい世の中だなぁ……」

そんなふうに感じているとしたら、文字通りあなたの心と体は息苦しい状態。脳や体も酸欠状態でアップアップしているんです。

過度な「活動モードON」で緊張状態にある私たち

私たちの生命維持活動を24時間365日、1秒たりとも休まず自動調整してくれている自律神経は、呼吸にとても深く関わっています。

自律神経は、クモの巣のように全身に張り巡らされていて、私たちが無意識に行っている呼吸のほかに、体温、血圧、心拍、消化、代謝、血液循環、排尿・排便など、生命維持に不可欠な活動を調整してくれているシステムです。

自律神経には交感神経と副交感神経の2つがあり、その働きは拮抗《きっこう》することでバランスを取っています。その働きを簡単に言うと、交感神経は「活動（攻撃・緊張）モード」、副交感神経は「休息・リラックスモード」です。

自律神経が正常に働いていれば、仕事や学校などで活動する日中は交感神経が優位になって活動モードになります。夜は副交感神経が優位になって休息モードになり、心身が自然とゆるむことで、睡眠に向かうという切り替えが自然になされます。

しかし、便利に進化した現代人のライフスタイルは、この自然なオン・オフの切り替えを困難にしているのです。

その原因はさまざま。

◎長時間の座り姿勢による全身のコリやむくみ
◎「スマホ首」と呼ばれるストレートネック
◎LEDライトの強い光による刺激
◎シャワーだけで済ませてしまう入浴スタイル
◎冷たい飲みものによる内臓の冷え
◎SNSによる過剰な情報量
◎仕事や人間関係のストレス
◎運動不足

挙げればキリがありません。そのため、**現代人は、リラックスモードの副交感神経への切り替えがスムーズにいかず、なにかと交感神経ON状態になりがち**なのです。

交感神経をアクセル、副交感神経をブレーキにたとえると、アクセルを踏み続けてエンジンを吹かせ続けていることになります。そうすると、車はいつかガス欠を起こし、やがてガソリンがなくなります。人間でいうところの病気やケガ・うつによる強制停止状態です。

交感神経ONの状態が続くということは、ずっと緊張し続けているということ。**体も心もゆるむ隙《すき》がなく、過度な緊張状態が続けば、筋肉は硬くなり、当然、呼吸も浅くなります。その結果、体に必要な酸素を取り込めなくなり、気づかぬうちに酸欠状態に陥ります。**

そして脳の酸欠を引き起こし、不安やイライラ、集中力の低下、不眠など、負のスパイラルにハマっていくのです。

この自律神経の交感神経と副交感神経を、自分で切り替えることができる唯一の方法が呼吸です。

「吐く」呼吸で副交感神経が優位になり、「吸う」呼吸で交感神経が優位になります。そして、両者のバランスが取れていると、脳や血流の働きが最大化されて、よい循環が保たれます。

脳は酸素を貯蔵できない

人間は思いのほか、たくさんの酸素が必要な生き物です。

体重50キロの人が1日あたり吸う空気の量を重さに換算すると、約20キロ。なんと、ごはん約100杯分に匹敵するそうです（ダイキン工業調べ）。

空気のすべてが酸素ではないけれど、相当な量の呼吸をしているとわかりますよね。

体に取り込んだ酸素をもっとも消費しているのは脳で、人間が必要とする酸素の約20％に相当します（日本救急医学会ホームページより）。

脳は筋肉などと違って、酸素を貯蔵できません。

だから、酸素不足に敏感に反応して、すぐに酸欠状態を起こし、自身の活動量を抑えようとして反応が鈍くなります。パソコン作業を続けていると、頭がボーっとしてくることはありませんか？　それは、脳の酸欠が原因です。食後に眠気に襲われるのも、脳で使う酸素が、消化のために胃腸に回され、脳が酸欠状態になるからです。

考えても答えが出ないことをつらつら考え続けて、プチうつ状態になってしまうのも、脳の酸素不足と関係しています。

脳にそもそも酸素が足りない状態では、脳を司令塔として全身に巡らせるはずのエネルギーも不足します。

その結果、息苦しいだけでなく、疲れやすい、集中力や記憶力の低下、頭痛、貧血、不眠、血液が濃くなって血管が詰まりやすくなる、心臓に負担がかかるなど、さまざまな不調につながってしまうのです。

吐く呼吸で脳のクリーニング習慣を身につけて頭のノイズとさようなら

あれこれと迷い、決断力がなかったり、集中力が続かなかったり、人のことが気になったり、「わかっているのに、やめられない」と、オン・オフの切り替えが苦手な人は、頭の中がノイズにまみれている証拠です。そうすると、脳の燃費が悪くなり、疲れやすい上に、パフォーマンスも低下します。

【脳のノイズサイン】

□本当に必要か考えず衝動的に買い物をしてしまう

□お腹が空いていないのに食べてしまう無駄食い

□スマホやSNSを見るのをやめられない

これらは、過剰なストレスや緊張から不安を感じ、買い物や食べることで紛らわそうとする脳の判断ミスから起こるものです。もしかすると、毎回恋愛で同じようなトラブルが起きるのも、脳の酸欠が原因で、イライラしたり、不安や疑いの衝動にかられているのかもしれません。

コンビニでついつい甘いものに手が伸びるとき。限定セール価格のお得感に煽《あお》られて衝動買いしそうなとき。頭にカチンときたり、イライラが止まらないとき。ものは試しにこれをやってみてください。

「ふーーーっ」と鼻からひと息を吐いて、一拍置いてみる。

すると、どうでしょうか？

不思議と「これ、本当に必要？」と考える余白ができたり、怒りの感情をそのまま人にぶつけずに話し合うことができたりします。

だまされたと思って、ぜひ試してみてください。

「吐く呼吸」を自分で意識的に行うことで、**副交感神経のリラックススイッチをON**にできます。それだけで、冷静な判断ができるようになり、無駄食いや無駄な出費をしなくなり、本当はしなくてよかったケンカだってなくなります。

行動に移せない原因の多くは「脳の酸欠」

酸欠状態にあるということは、生きるためのエネルギー不足、ガス欠をつねに起こしている状態です。

裏を返せば、**行動に移すエネルギーの源は、全身にくまなく酸素を届ける「呼吸力」ということです。呼吸力が強くなると、自然体でいながら、心と体が整い、自分の能力を最大限に発揮できるようになります。**

人が変わるには、「行動がすべて」とよく言われます。

「そんなことわかってるけど、できないから困ってるんじゃない!」

そう叫びたくもなりますよね。

頑張って行動に移してみたものの空回りしたり、たったひとつでもつまずくと自己嫌悪に陥って、すべてがうまくいかない気がして諦《あきら》めてしまった経験があるかもしれません。私もそんな体験を繰り返してきました。

でも、そもそも行動できないのは「脳の酸欠」が原因だとしたら?

まずはこの後にご紹介する「基本の鼻呼吸」で脳に十分な酸素を送ることから始めてみてください。

鼻からひと息吐くことだけでも、立派な行動のひとつ。

日常生活で普段は意識することのない「呼吸」に意識を向けるだけで、少しずつあらゆることが変わっていきます。

「吐いて吸う」への意識革命を起こす

呼吸というと、「吸って〜」「吐いて〜」というラジオ体操の最後に行われる深呼吸を思い出しませんか。幼少期からの思い込みは絶大で、私たちは呼吸といえば、「吸ってから吐くもの」と思っている方が多いはずです。

でも、本書で提案する「呼吸革命」はこの逆。
「吐いてから吸う」が基本です。
しかも、呼吸に用いるのは「鼻」だけ。口呼吸はしません。

まずは、口を軽く閉じて**鼻から息を吐けるだけ吐いてみてください。**
そして、鼻から息を吸います。
最初は、息を吐いても1秒もかからず吐き切ってしまうかもしれません。
それでもまったく構いません。

何度でも繰り返してみてください。

そして、吐く呼吸をだんだん長く吐けるようにしましょう。

だんだんと呼吸に使われる、眠っていた横隔膜などの呼吸筋たちも目覚めてきて、一呼吸一呼吸が、長くなっていきます。すると、その呼吸が、自然と心地よいと思えてきます。

「気持ちいい」「心地いい」と感じたら、もう呼吸を味方につけたようなもの。

脳や体は「気持ちいいことは続けたい」「気持ちいいことは体にいい」と本能的に学習し、格段に習慣化しやすくなります。

最初は、ゆっくり長く息を吐くことに意外に難しさを感じるかもしれません。

それは、誰しも最初は自転車に上手に乗れないのと一緒です。次第に慣れてくると、自転車に乗るのが下手になることはないのと同じように、上達する道しかありません。

少しずつ慣らしていきましょう。

そうやって自分の体に意識を向けていると、頭ではなく、体が教えてくれる、体の声をキャッチできる自分になっていきます。

「疲れが溜《た》まっているから休んだほうがいい」と頭では思っていても、「仕事が残っているから休めない」とか「周りに迷惑がかかるから」と、体のことは後回しになりがちです。

そう、**わたしたちの頭はうそつき**なんです。

ところが、呼吸を意識して行うことが身につくと、「あれ？　今日は呼吸が浅い気がする。このところ寝不足だったからスケジュールを見直そう」とか、「なんだか息苦しい場所だな。早く切り上げて帰ろう」と自分でキャッチできる気づきが確実に増えて、行動が変わっていきます。

この小さな気づきと変化の積み重ねが、セルフイノベーションの始まりなのです。

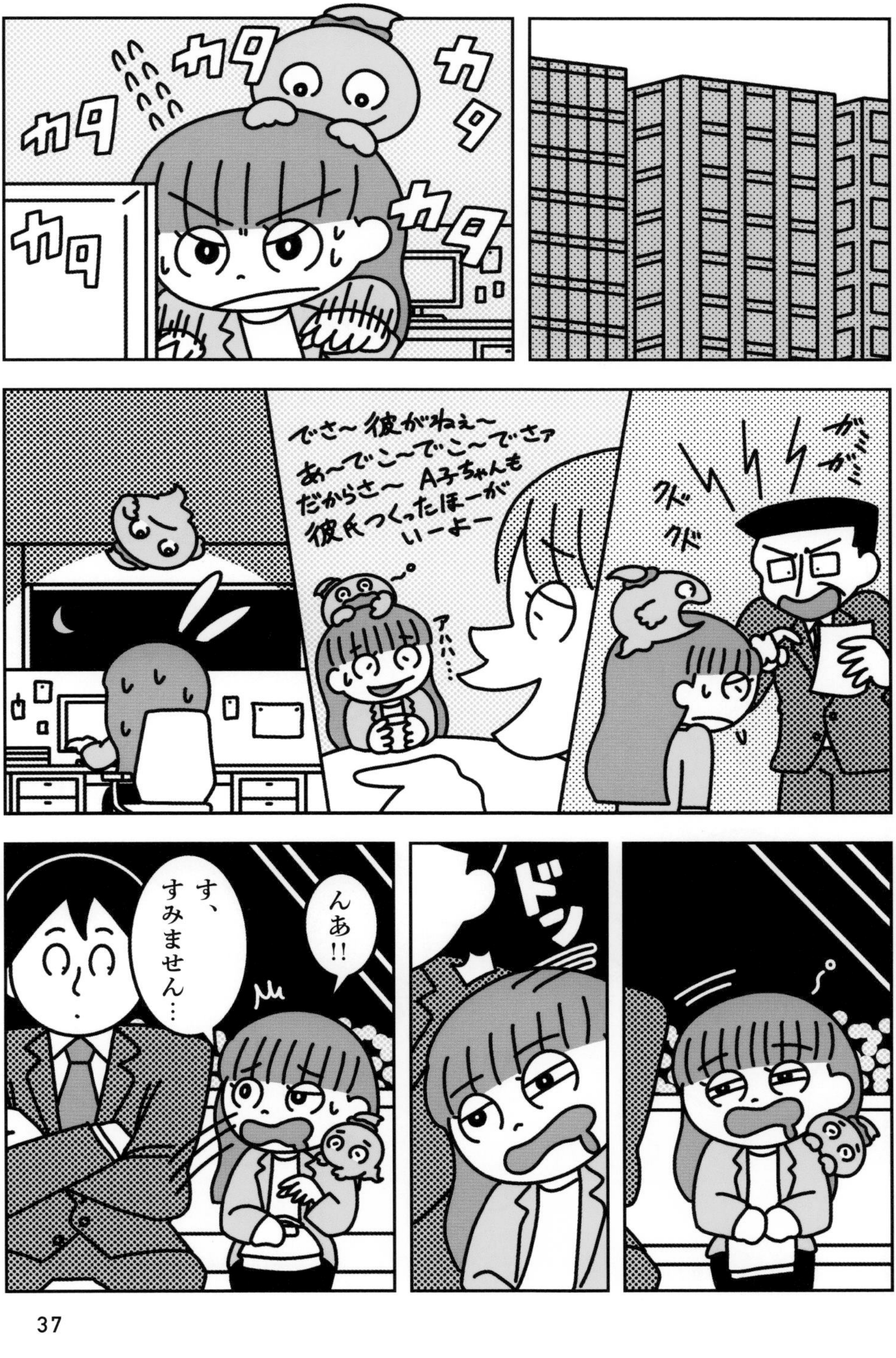
カタ
カタ
カタ
カタ
カタ
でさ～ 彼がねぇ～
あ～でこ～でこ～でさァ
だからさ～ A子ちゃんも
彼氏つくったほーが
いーよー
アハハ…
ガミガミ
クドクド
ドン
んあ!!
す、
すみません…

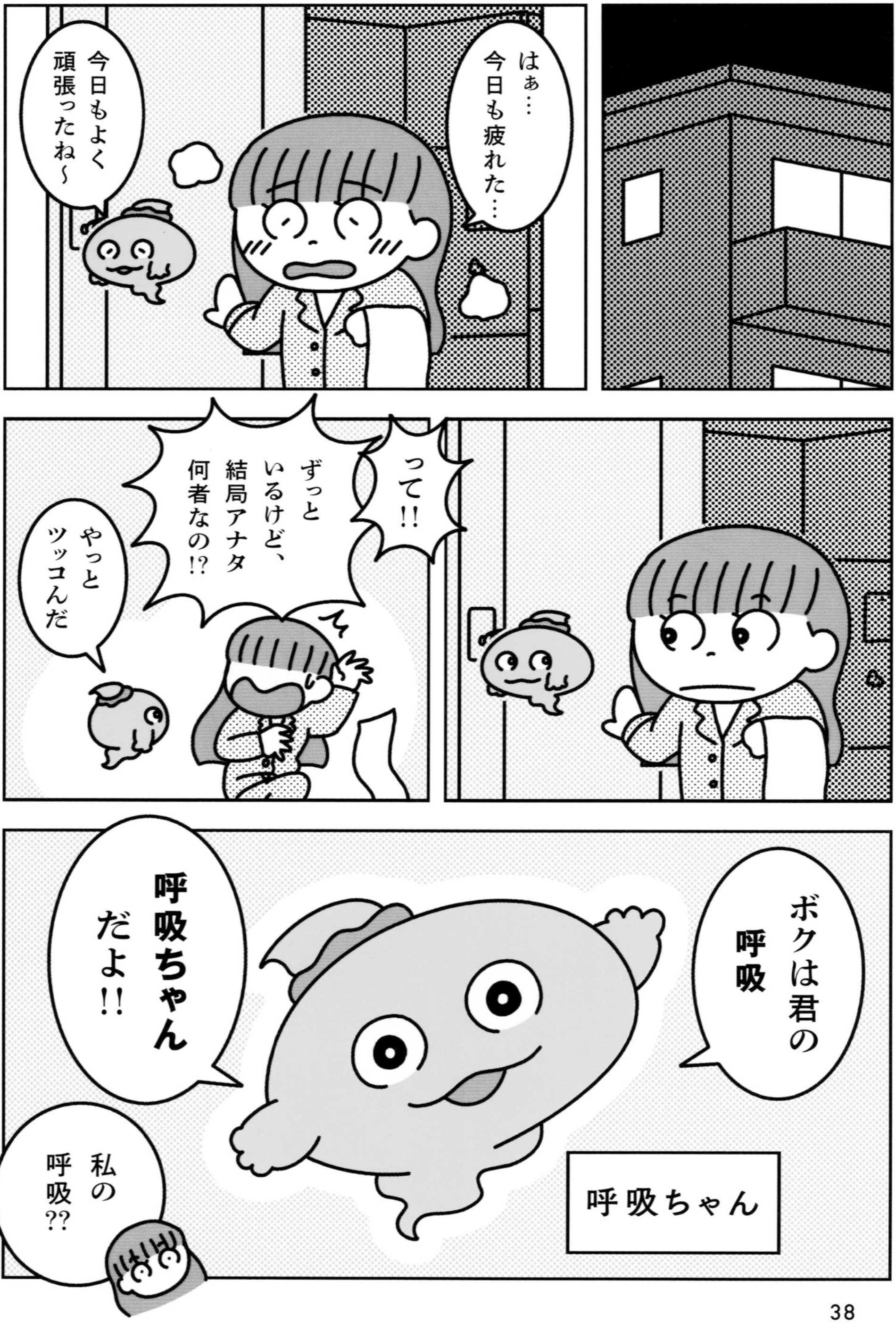
はぁ…今日も疲れた…
今日もよく頑張ったね〜
って!!
ずっといるけど、結局アナタ何者なの!?
やっとツッコんだ
ボクは君の呼吸
呼吸ちゃんだよ!!
呼吸ちゃん
私の呼吸??

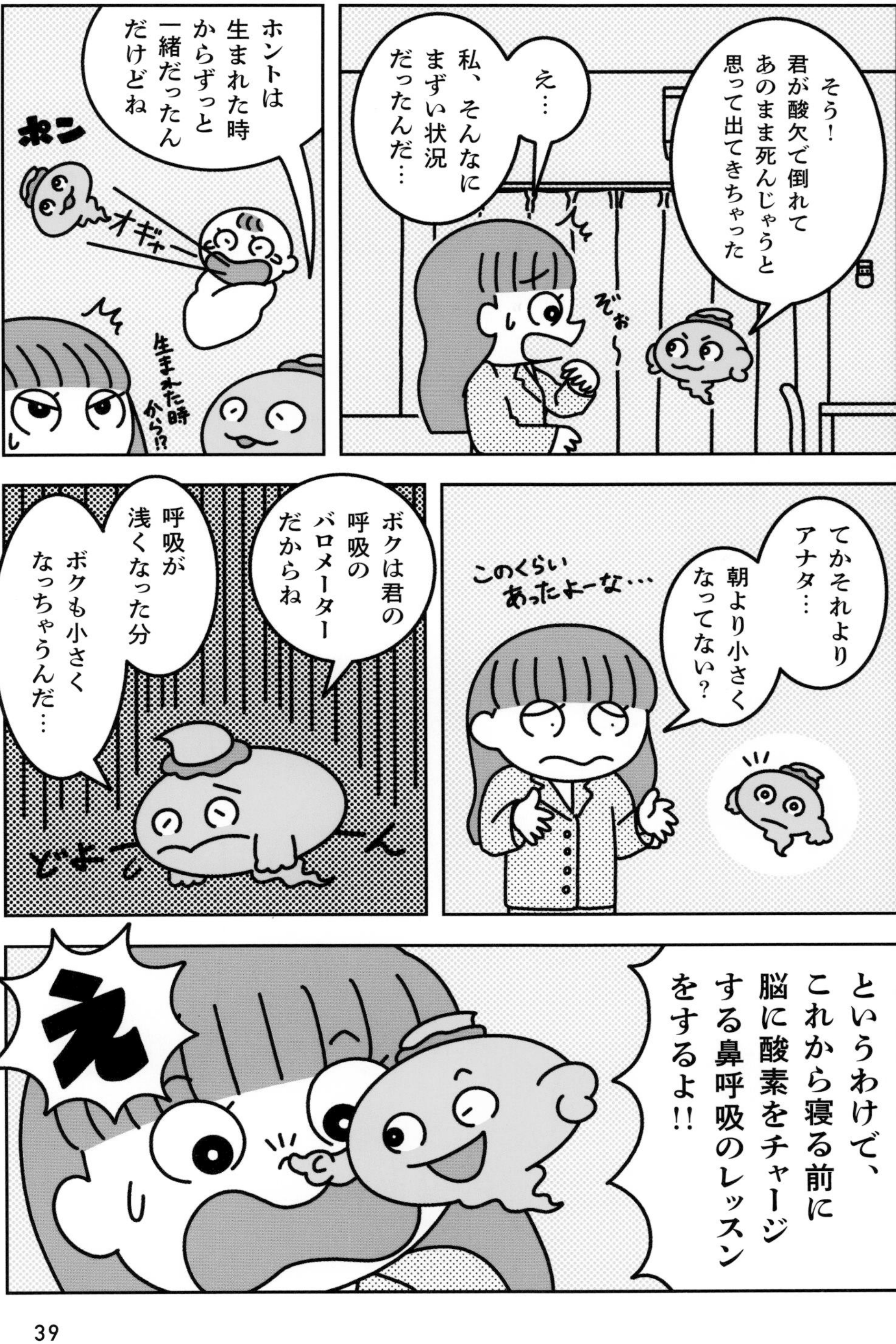
そう！
君が酸欠で倒れて
あのまま死んじゃうと
思って出てきちゃった
ぞぉ〜
え…
私、そんなに
まずい状況
だったんだ…
ホントは
生まれた時
からずっと
一緒だったん
だけどね
ポン
オギャー
生まれた時
から!?
てかそれより
アナタ…
朝より小さく
なってない？
このくらい
あったよーな…
ボクは君の
呼吸の
バロメーター
だからね
呼吸が
浅くなった分
ボクも小さく
なっちゃうんだ…
どよーん
というわけで、
これから寝る前に
脳に酸素をチャージ
する鼻呼吸のレッスン
をするよ!!
え

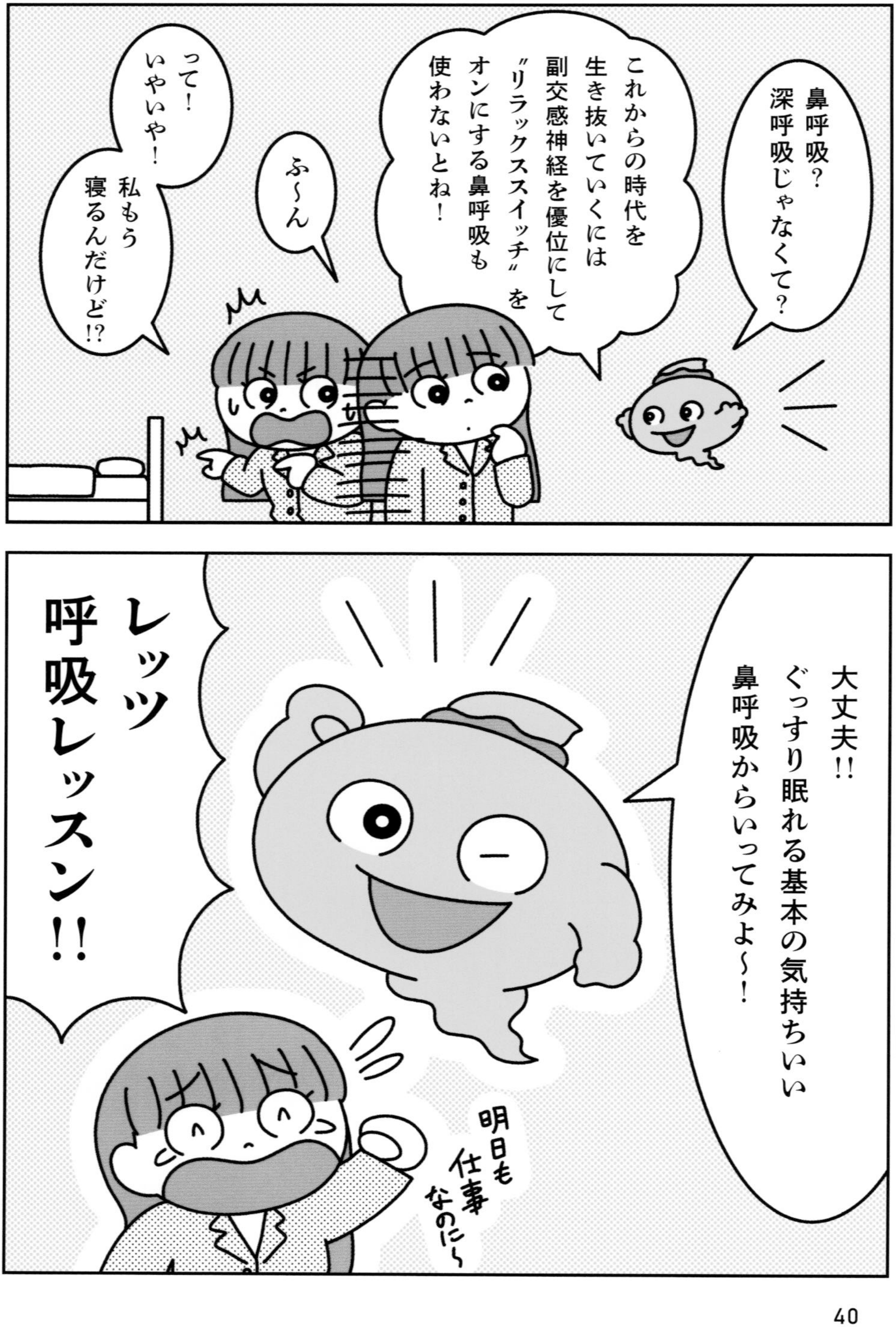
鼻呼吸？

深呼吸じゃなくて？

これからの時代を生き抜いていくには副交感神経を優位にして〝リラックススイッチ〟をオンにする鼻呼吸も使わないとね！

ふ～ん
って！いやいや！私もう寝るんだけど!?

大丈夫!! ぐっすり眠れる基本の気持ちいい鼻呼吸からいってみよ～！

レッツ呼吸レッスン!!

明日も仕事なのに～

呼吸トレ

Training 1

基本の鼻呼吸・首～頭部

LESSON 1

「吐いて吸う呼吸」の基本

NG

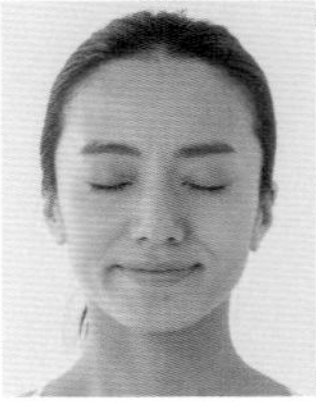

強く息を吐こうと一生懸命になって、口元や顔全体にギュッと力が入らないように。口角を少し上げると口元が力みにくいよ。

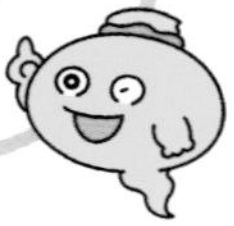

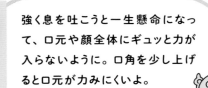

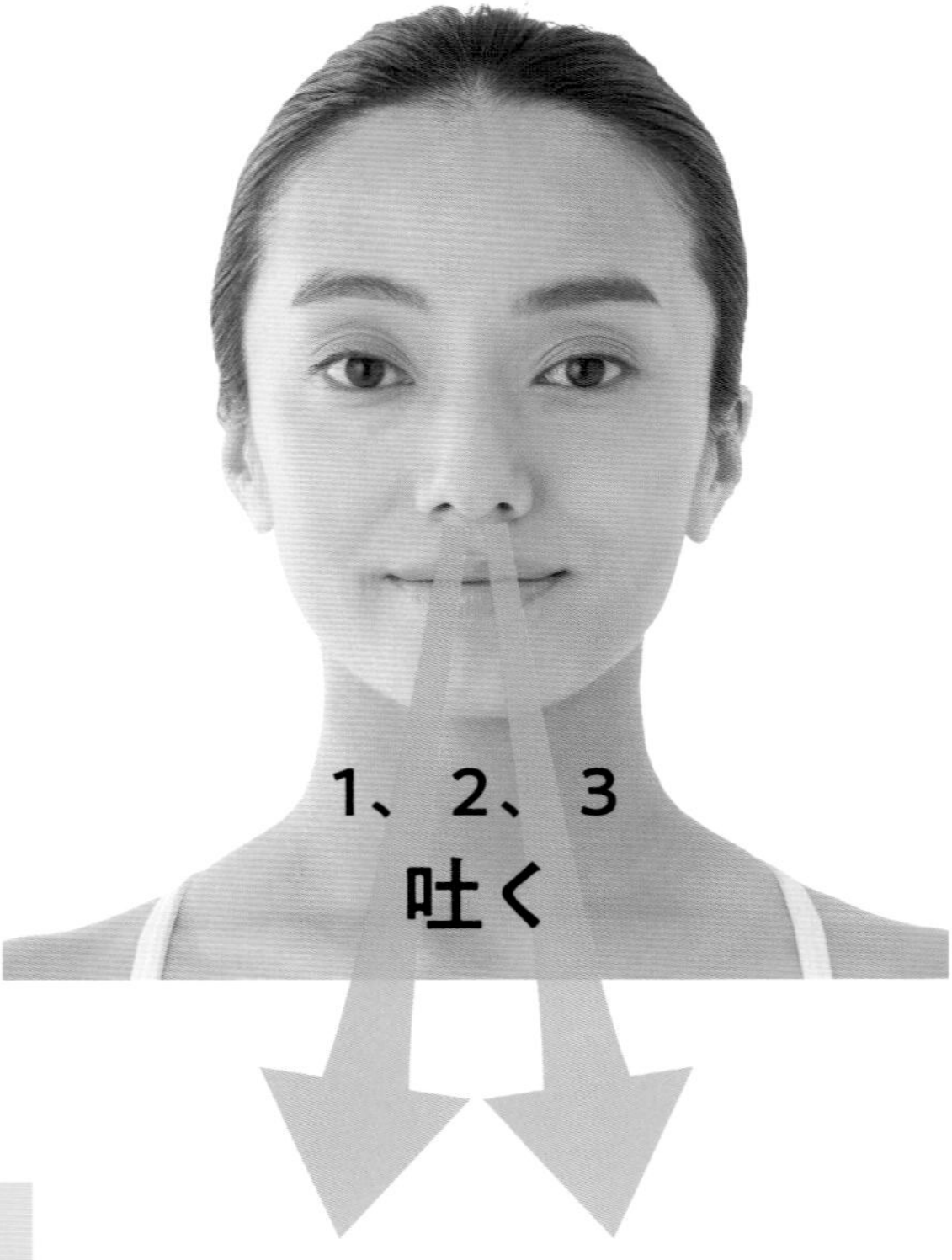

1 STEP

「1・2・3」と自分のペースのカウントで鼻から息を吐く（吐くときに鼻水が出る場合は鼻をかんで、鼻水をクリーニングしましょう）。

効く POINT

リラックス効果
頭のモヤモヤ
頭痛・集中力欠如
眼精疲労
肌ツヤ UP
視野が広がる
視界が明るくなる

動画を観ながら一緒にやってみる

吐く呼吸3、吸う呼吸2ほどにして、吐く呼吸を長くすることで副交感神経が優位になるよ。吐く呼吸を先に意識することで、副交感神経をONにするクセをつけていこう!

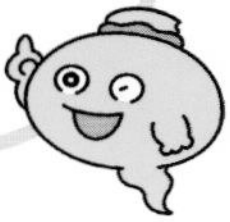

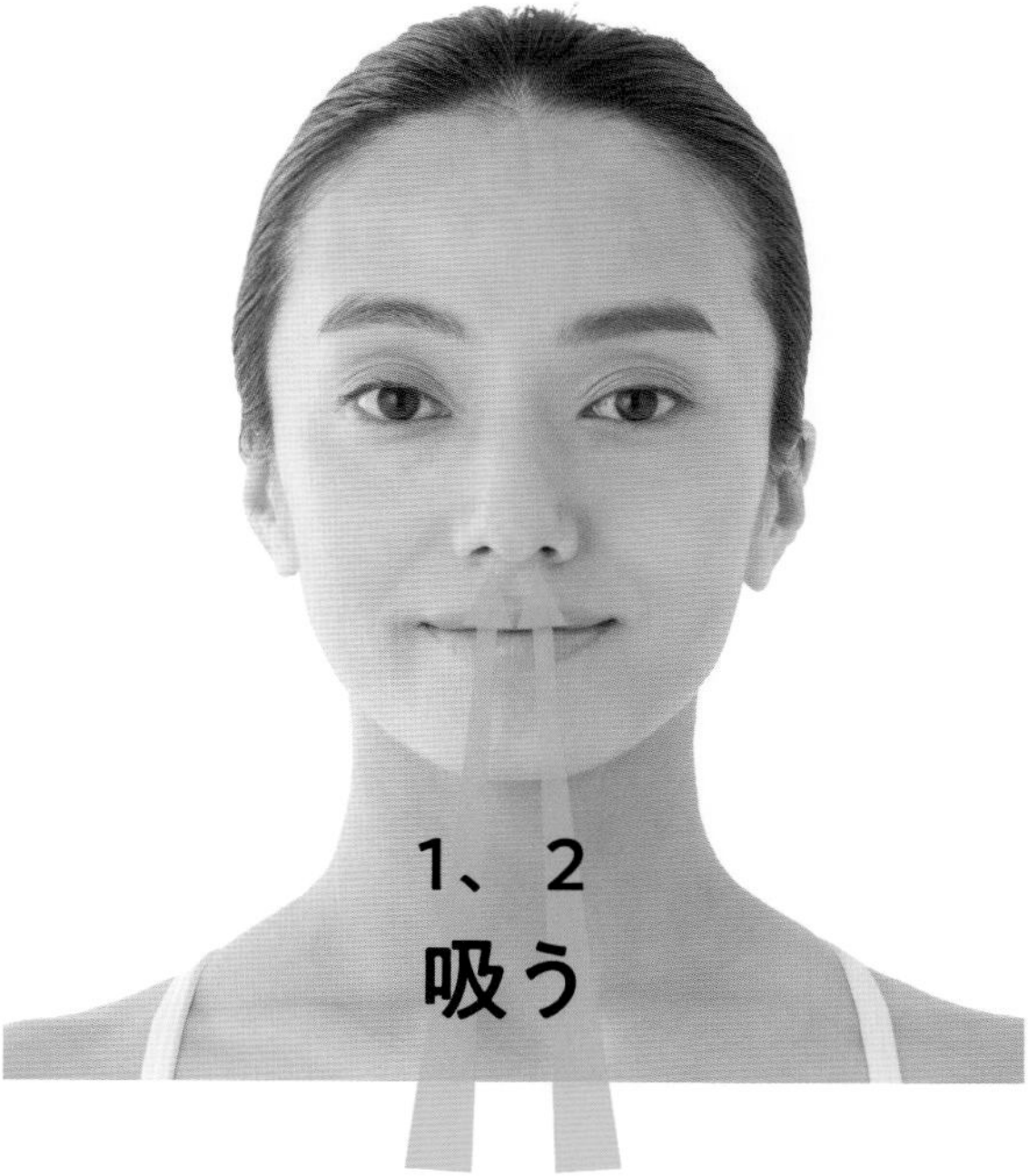

STEP 2

「1・2」のカウントで口を閉じたまま鼻から吸う。
吐いた分だけ息は自然に入ってくるので
「吸おう!」とがんばらない。

LESSON 2

首から上すっきり呼吸トレ①

日常で上を見上げてキープすることってあんまりないよね？　頭の重さが首裏のコリをギューッと絞ってくれるよ。首が凝っている人は最初は痛いかもしれないから、無理せず徐々に角度を上げていこう！違和感のある痛みを感じたらやめておこう！

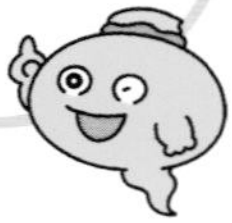

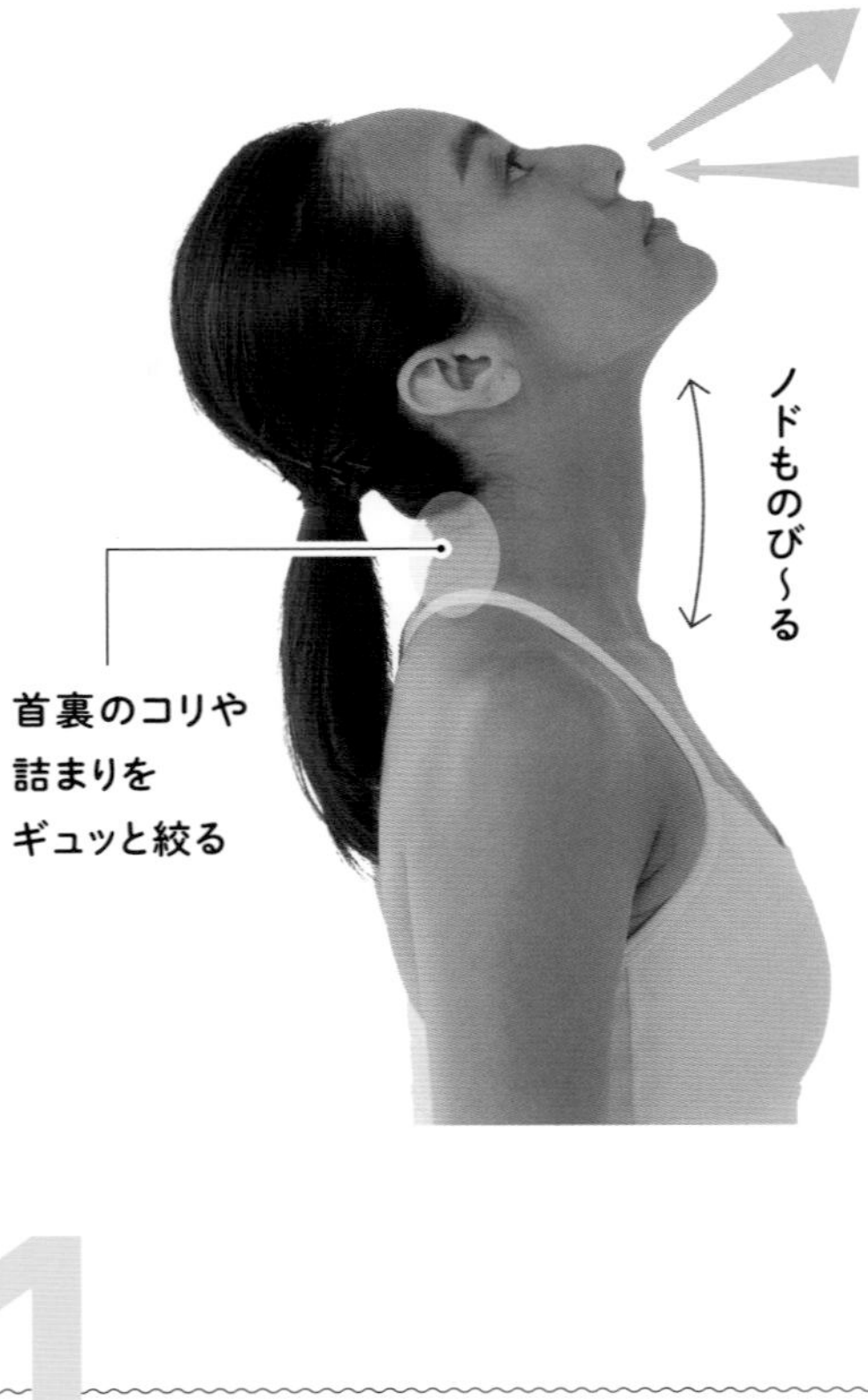

ノドものび～る
首裏のコリや詰まりをギュッと絞る

STEP 1

口を閉じて、痛みや無理のない範囲で顔を上げる。基本の呼吸を10～30秒する。
ゆっくりと顔を正面に戻す。

効く **POINT**

肩や首のコリ
頭のモヤモヤ
頭痛・集中力欠如
眼精疲労
顔のたるみ
首のリンパを流す

動画を観ながら一緒にやってみる

頭を後ろにグーっと絞ることで肩のコリがほぐれ、脳の血流が良くなるよ。STEP1 と比べて、上を向いたときに吐ける息の強さがぜんぜん違うでしょ。たった 30 秒で頭がスッキリ!

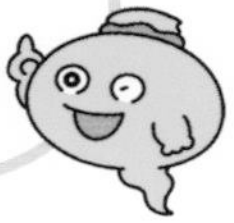

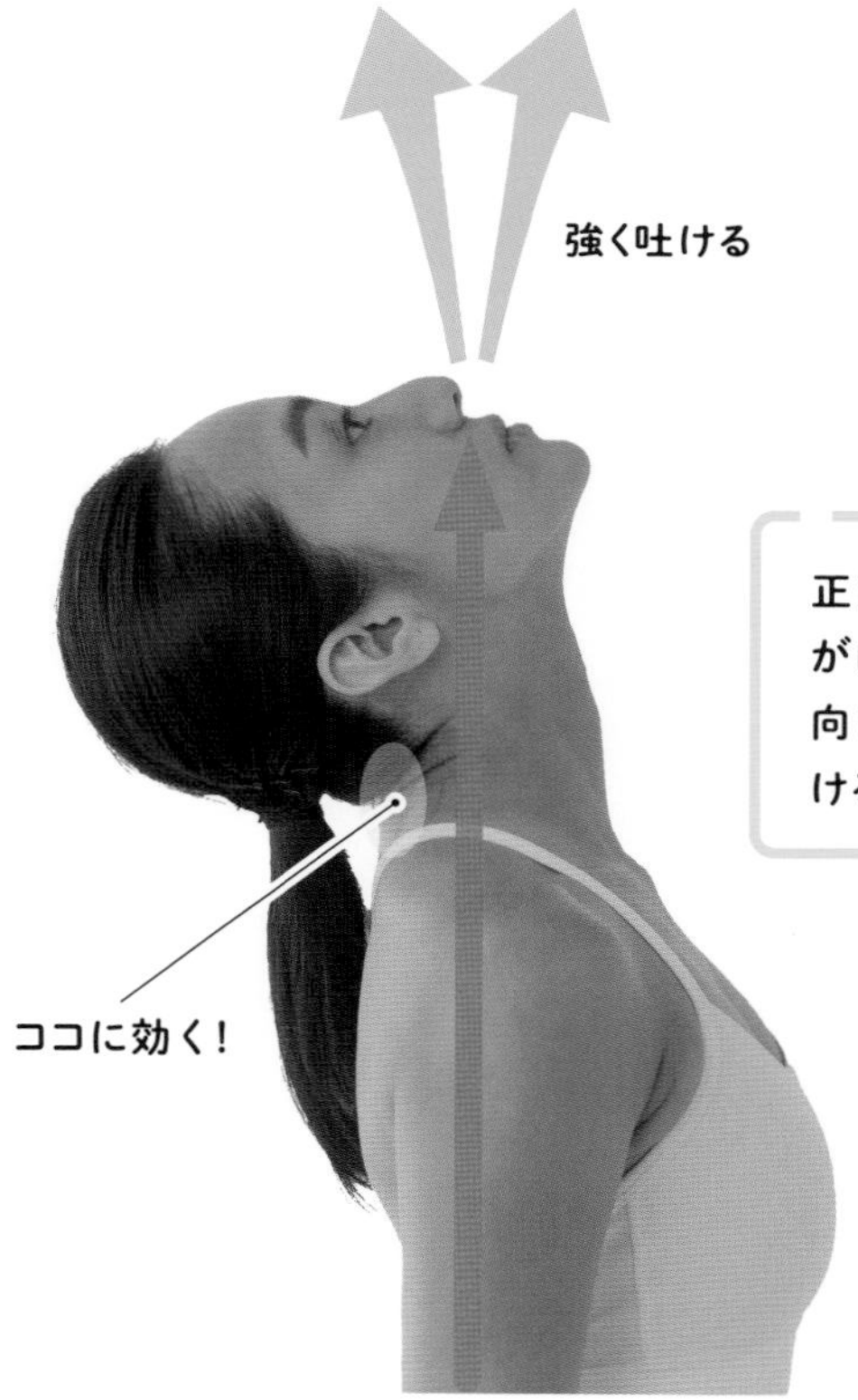

正面を向いているときは気道が曲がっているため、真上を向いたときの方が息を強く吐けるんだよ。

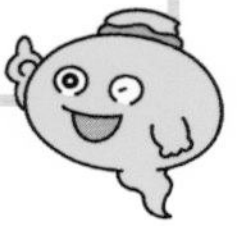

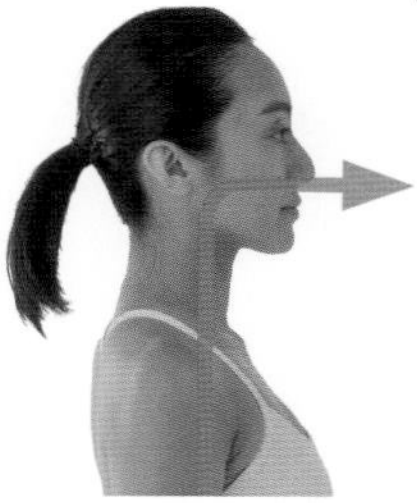

さらに TRY

STEP 2

慣れてきたら、さらに上を見上げるようにして基本の呼吸を 10 ～ 30 秒する。背中の辺りがじんわりポカポカ熱くなるのを感じたら、巡りがよくなっている証し!

LESSON 3

首から上すっきり呼吸トレ②

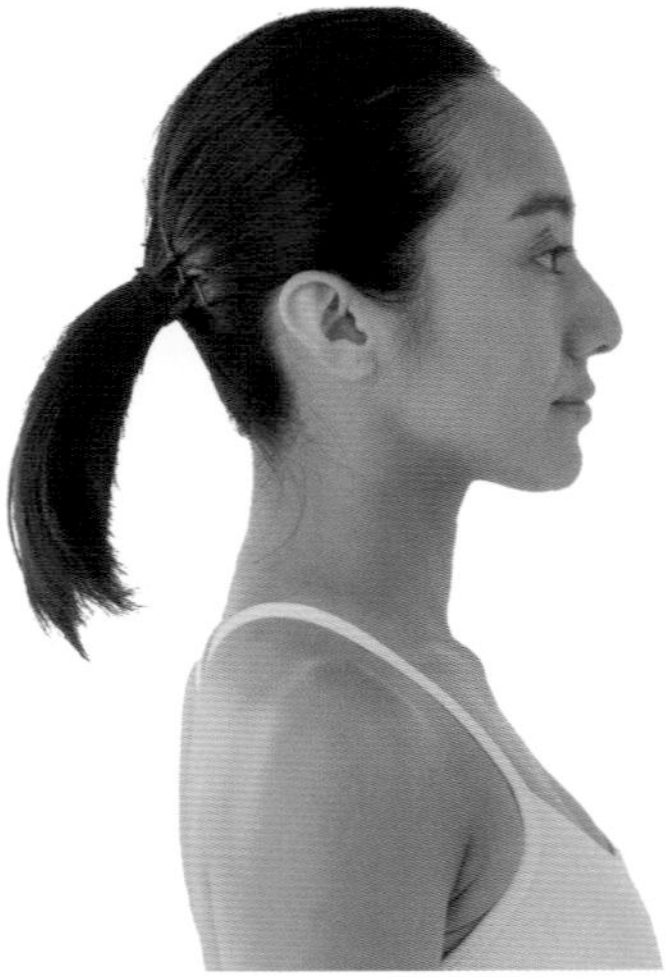

STEP 1

正面を向く。

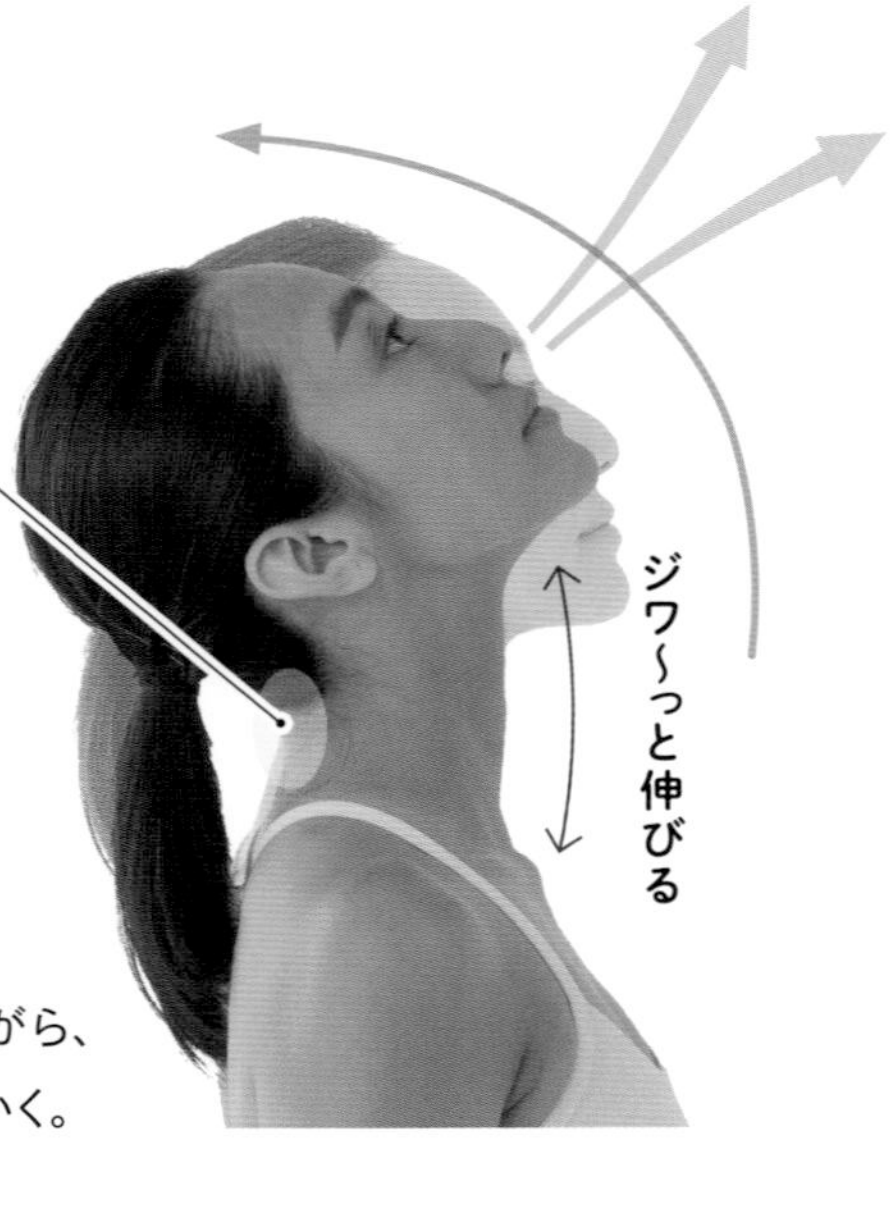

STEP 2

鼻から息を吐きながら、
ゆっくり上を向いていく。

効く POINT

肩や首のコリ
頭のモヤモヤ
頭痛・集中力欠如
眼精疲労
顔のたるみ
首のリンパを流す

動画を観ながら一緒にやってみる

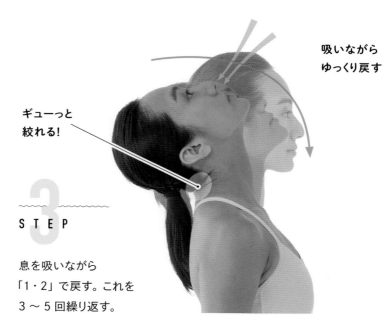

3 STEP

息を吸いながら
「1・2」で戻す。これを
3 ～ 5 回繰り返す。

息を吐きながらゆっくり伸ばしたあと、吸いながらゆっくり戻すことで、しっかり効くよ!脳がビックリするから、頭を高速でブンブン振らないようにね!

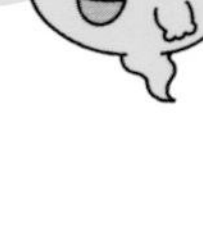

LESSON 4

呼吸トレによる変化のチェック

首の可動域が変わる

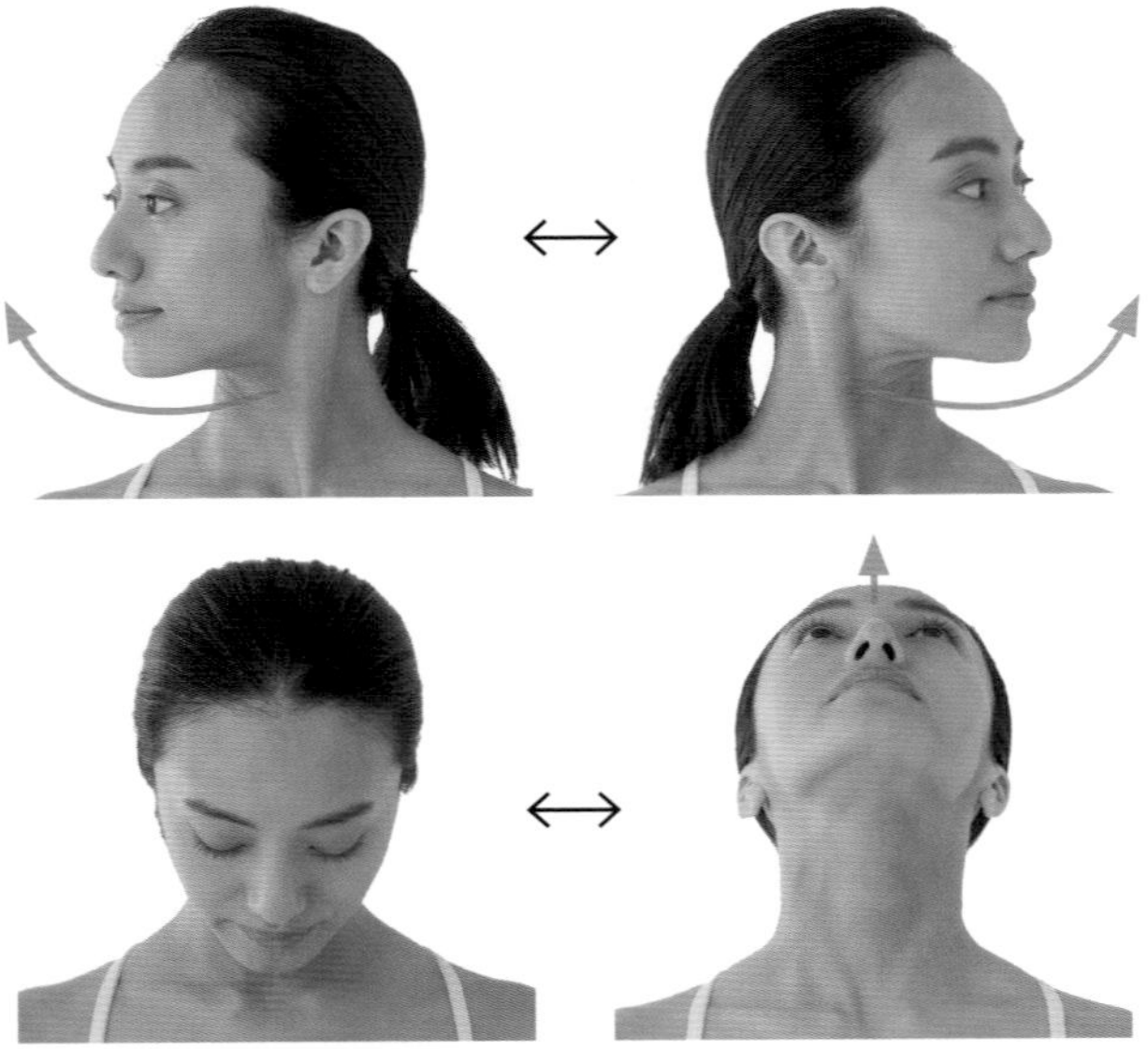

CHECK

LESSON1 ～ 3 をした後の首の上下左右の可動域やスムーズさを体感する。

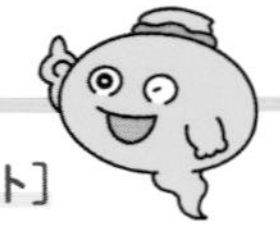

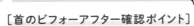

[首のビフォーアフター確認ポイント]

- □ まわり方のスムーズさ
- □ ギシッとする感覚
- □ つっぱり感覚
- □ どこまで見えるか（視野の範囲）

何もしないままビフォーをチェックしたあと、基本の呼吸を 5 ～ 10 回ほどやって 49 ページのアフターの変化を体感しよう!

POINT

可動域などの自分に起こる変化を実感することで、成果を感じて習慣化しやすくなる

動画を観ながら一緒にやってみる

力がより強く出せる

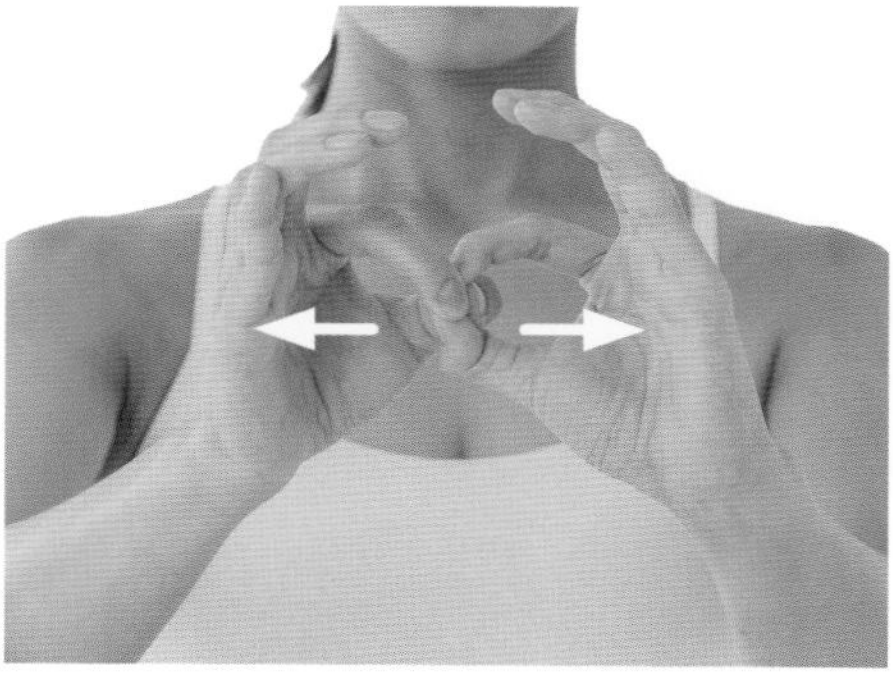

CHECK

指で輪っかを作り、外れないように力を入れて引っ張る。鼻呼吸した後のほうが指が外れにくいのを感じてみよう。

体幹がブレなくなる

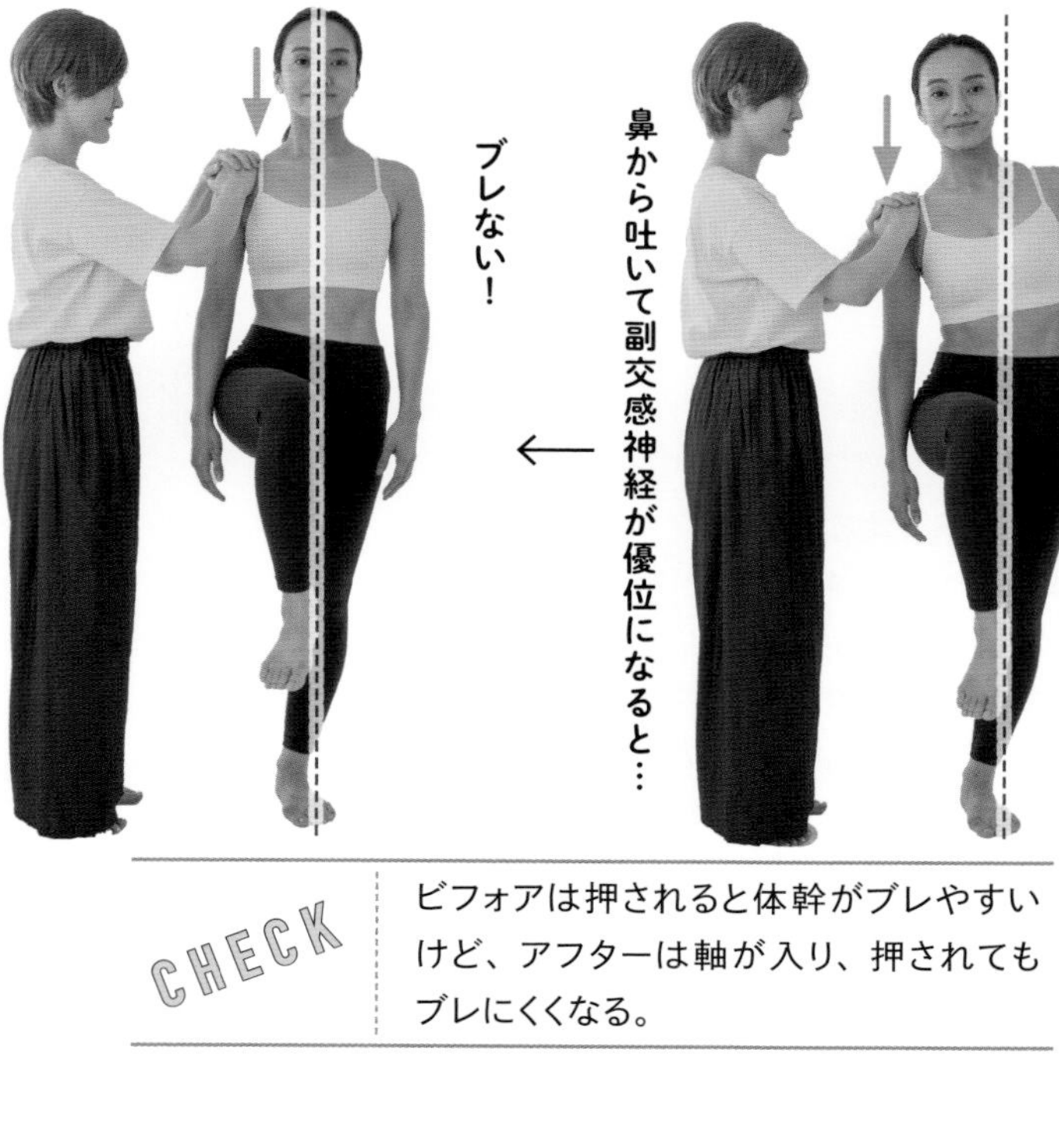
AFTER
BEFORE
ぐにゃり……
鼻から吐いて副交感神経が優位になると…
ブレない！

CHECK

ビフォアは押されると体幹がブレやすいけど、アフターは軸が入り、押されてもブレにくくなる。

LESSON 5

寝起きの体の起こし方

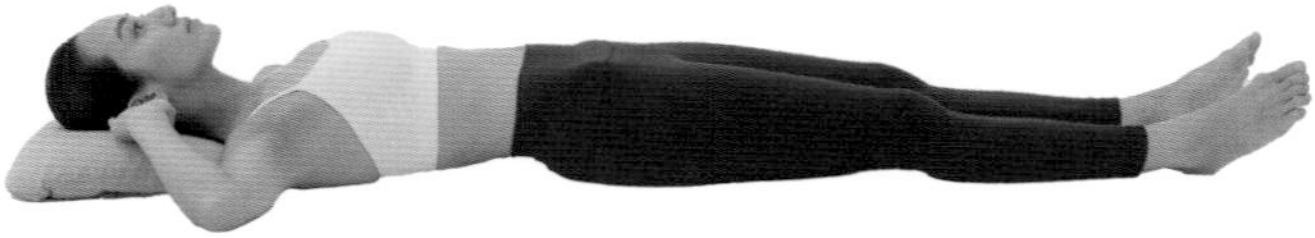

STEP 1　右手を曲げて顔の横にセットする。

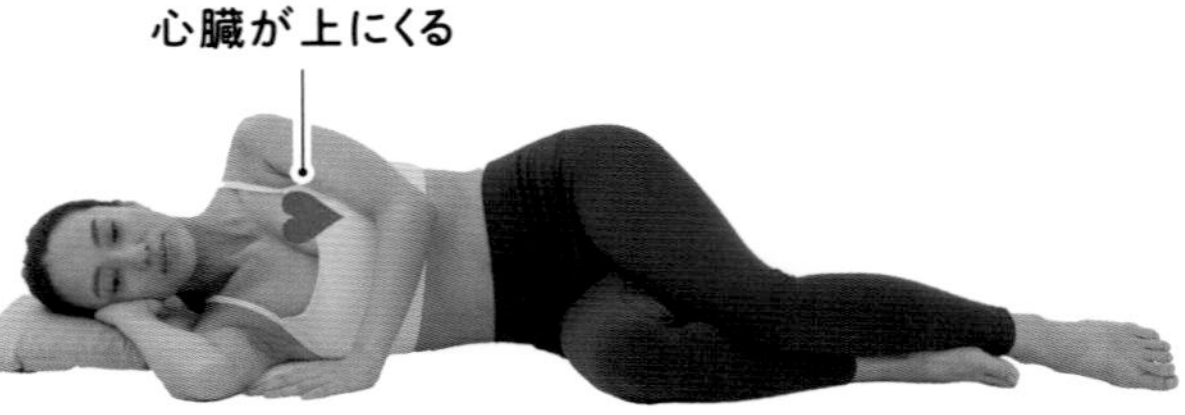

STEP 2　右側に体を90度ほど横に起こす。

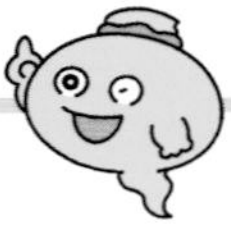

なぜ右側を下にするのかって?
それは心臓を上にすることで 一気に血液が流れて心臓の負担にならないようにするため。ケガなどがある場合は無理に右を下にする必要はないよ!
体をゆっくり起こしてあげることが大切。
この起こし方をすることで頭をゆっくり起こしてあげられるので、寝起きの脳貧血なども防げるし、腹筋や背筋に負荷をかけず起きられるので腰痛にもオススメ!

POINT

寝起きの体はいちばん体が硬い状態。自分の体を優しく起こしてあげる方法を身につけよう

動画を観ながら一緒にやってみる

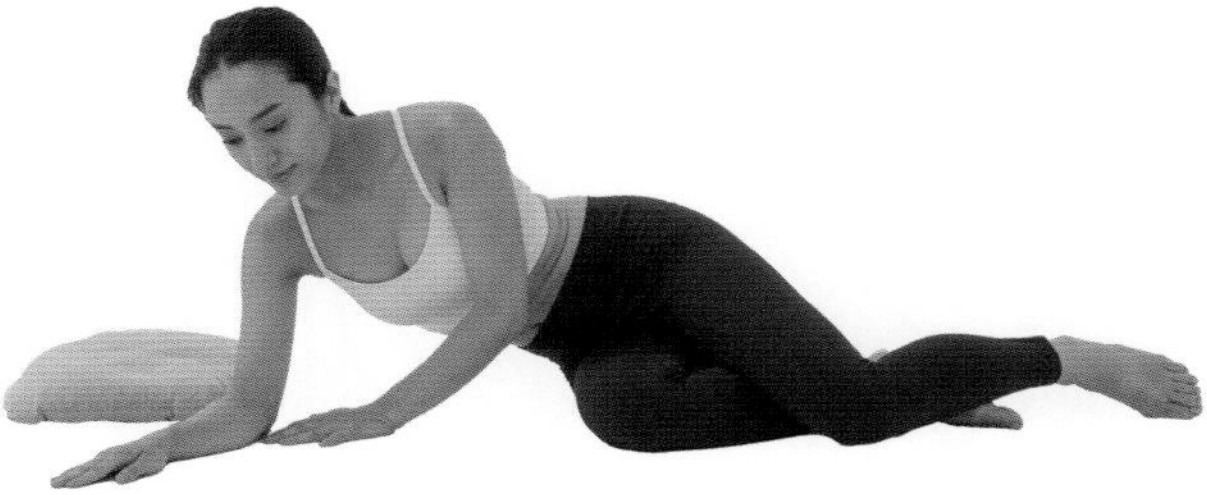

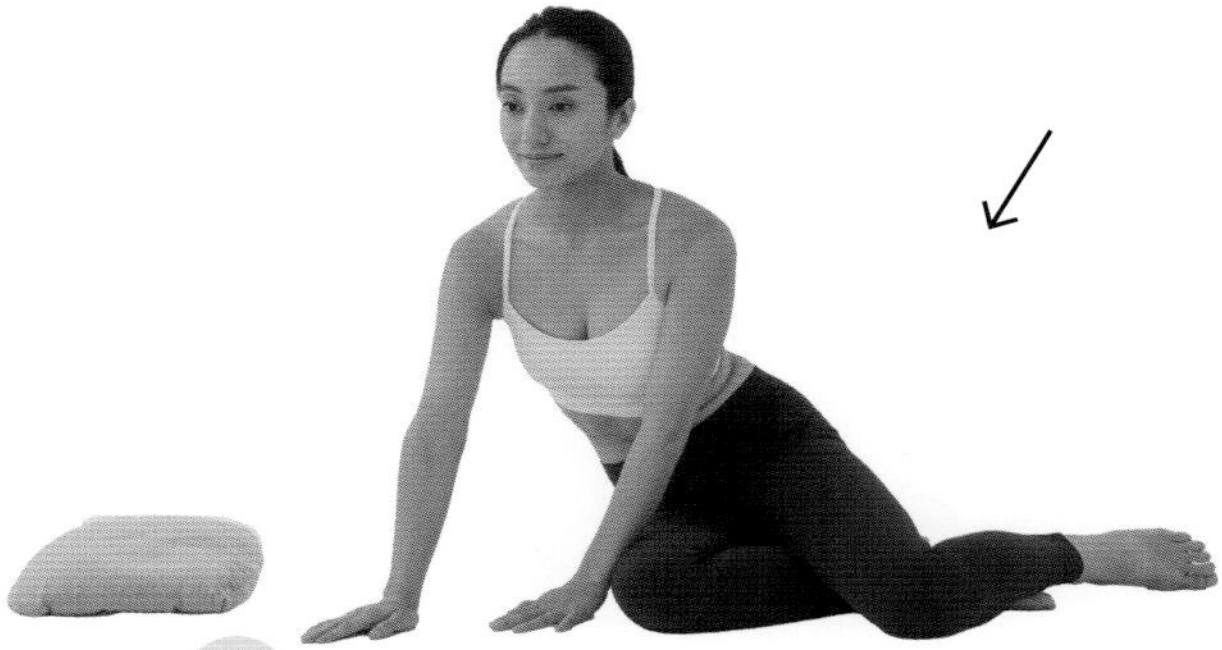

3 STEP 左手も使って体を支えながらゆっくり起こす 。

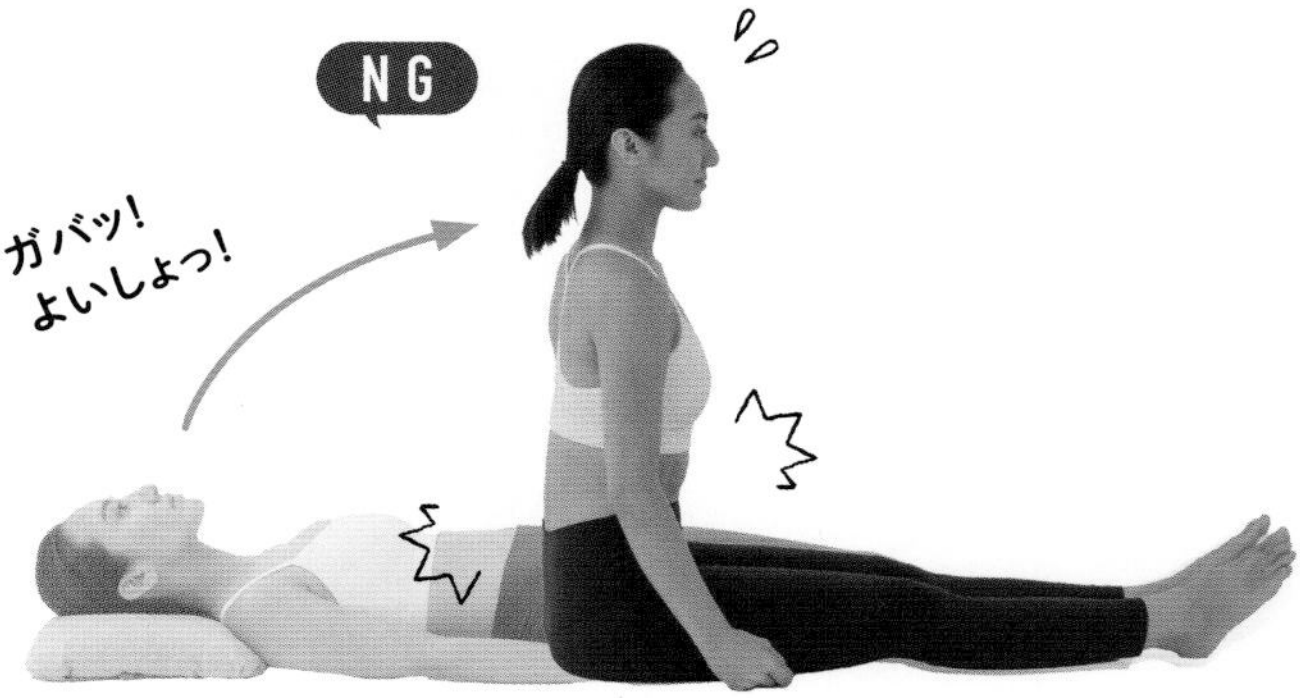

この体の起こし方、朝ガバッと起きる人は血が一気に下がり
脳貧血を起こしたり、腰などに負担がかかるよ。

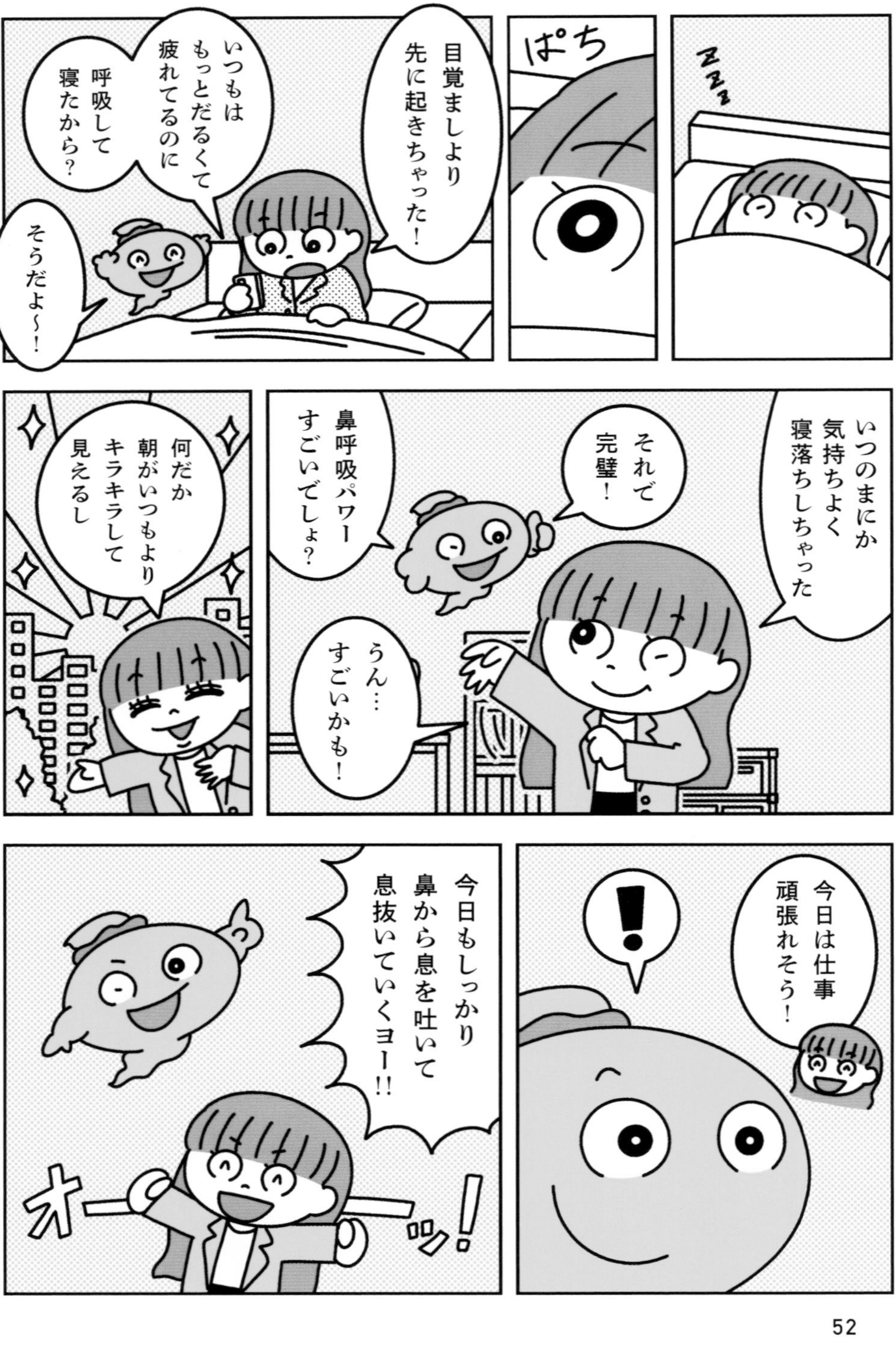
zzz
ぱち
目覚ましより先に起きちゃった！
いつもはもっとだるくて疲れてるのに
呼吸して寝たから？
そうだよ～！
いつのまにか気持ちよく寝落ちしちゃった
それで完璧！
鼻呼吸パワーすごいでしょ？
うん…すごいかも！
何だか朝がいつもよりキラキラして見えるし
今日は仕事頑張れそう！
！
今日もしっかり鼻から息を吐いていくヨー!!
オーーッ！

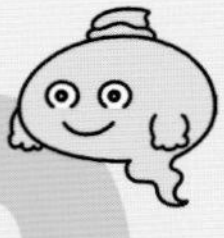

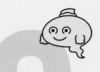

Chapter 2

呼吸トレが改善する“体の詰まり”

体の〝詰まり〟があらゆる不調を引き起こす

私たち現代人は、立って動いている時間より、座っている時間が圧倒的に長くなっています。**とくに日本人の座る時間の長さは世界ナンバー1です。**

私たちは、頭を前に突き出して背中を丸め、デスクワークやスマホに夢中になって、首や腰の本来のカーブを失った姿勢でガチガチに固まっています。

現代人の体は、骨も、筋肉も、血管も、本来あるべき体の中の空間がつぶれて〝詰まり〟を起こしています。その詰まりがあらゆる不調を起こすきっかけになっているといっても過言ではありません。

背中を丸めた姿勢は肩甲骨回りを滞らせ、胸部が固まり、呼吸を浅く、弱くする元凶のひとつです。重力のストレスを受け流すはずの首や背骨のS字カーブが失われ、関節や内臓に必要な空間がどんどんつぶれてなくなってしまいます。

たとえば、ストレートネック。

重い頭を支えるため、正常な首の骨は本来緩やかに前方へカーブしていますが、首の骨がまっすぐな状態で固定化されてしまうのがストレートネックです。人間の持つ首の自然なS字カーブが失われ、**骨と骨の空間が詰まってしまった状態です。**S字カーブが失われることで、歩いたときの衝撃などを逃すクッションの役割を果たせなくなり、腰痛などの不調を起こす原因になります。

筋肉や関節が詰まると、体の末端まで走る毛細血管が劣化して、血流が減り、酸素や栄養分が行き届かなくなります。すると、排出されるべき老廃物が停滞して、血はヘドロのようになり、体から出すべき老廃物や毒素が排泄《はいせつ》の循環に乗れずに溜まっていきます。内臓に脂肪が溜まれば、高血圧や高血糖などの生活習慣病のリスクも高まります。

そうした「空間のない体」は、流れのない川のように淀《よど》んでしまうのです。

女性の天敵である「冷え」も、体のさまざまな場所が詰まりを起こしている一例です。冷えが強いと自分で熱を生み出せず、ぜい肉がつき、太る原因にもなります。

呼吸トレで体の詰まりを解消する

簡単に言えば、がちがちに硬い体は、筋肉や筋膜、関節が癒着を起こして、酸素が入る空間やスキマがないのです。

誰しも赤ちゃんのときはみんなプニプニの柔らかい筋肉をしています。

人間の体の約60％は水分ですが、赤ちゃんの体は約70％が水分だと言われています。体内に備わった水分は生命維持を司り、酸素や栄養分を体内に運んで老廃物を外に出す重要な役割をしています。

でも大人になってバキバキに硬くなった体を酷使するのは大変ですよね。

そこで、体にあるべき空間を取り戻し、詰まりを解消すれば、ふたたび血が巡り出し、酸素も体を駆け巡る爽快ボディになるはず。

その「詰まりの解消」こそが、息を気持ちよく吐きながら動かす、この呼吸トレの最重要ポイントとなります。

マッサージでは届かないところに効く「呼吸トレ」

――〝絞り〟と〝伸ばし〟で深部にアプローチ

筋肉が硬直して、体が動かしにくい状態は、本来居心地が悪く、違和感を覚えるはずです。しかし、肩こりや腰痛が慢性化していても、仕方ないことと受け入れていたりしませんか？

なぜならば、**人間はいかに不快であっても、それが習慣化されてしまうと、その感覚に麻痺《まひ》して慣れてしまうホメオスタシス（生体恒常性）が働く生き物**だからです。

マッサージや整体・エステに頼ることもできますが、他者に頼るケアはどうしても時間もお金もかかります。また、人から受けるマッサージは、圧の強さがまちまちです。

「強すぎてもみ返しがきてしまった」と、かえって悪化してしまった経験談を聞くこともしばしばあります。マッサージや整体などは、基本的に上から下、体の外側から内側に圧がかかります。

一方、呼吸トレは、「吐きながら絞る」「吐きながら伸ばす」という動きで**「息を吐きながら動かす」**ことで、自分の体を内側からぎゅっと絞っていくので、外から届かない深部にまで、無理なく最大限にアプローチすることができます。まるで雑巾《ぞうきん》を絞るように、外側からは届かない深い部分にセルフアプローチできるのです。

また、**呼吸トレは、痛みや違和感があるポイントではやりません。**

自分で自分をマッサージするようなものなので、体のことをしっかり感じながらマッサージ以上の効果を得ることができます。

呼吸トレで自分とコミュニケーションをとる

現代人は忙しく、頭や体を酷使しています。そのわりに、自分自身のケアを忘れてしまうことのほうが大半でしょう。私もかつてはそうでした。

「健康は何より大事」と頭でわかっていても、「なぜ痛みが起こったのかわからない」「どうしていいかわからない」。マッサージに駆け込んだときには、体がヘトヘトに疲

一般的なマッサージや整体と呼吸トレの違い

他人に施術してもらうマッサージや整体

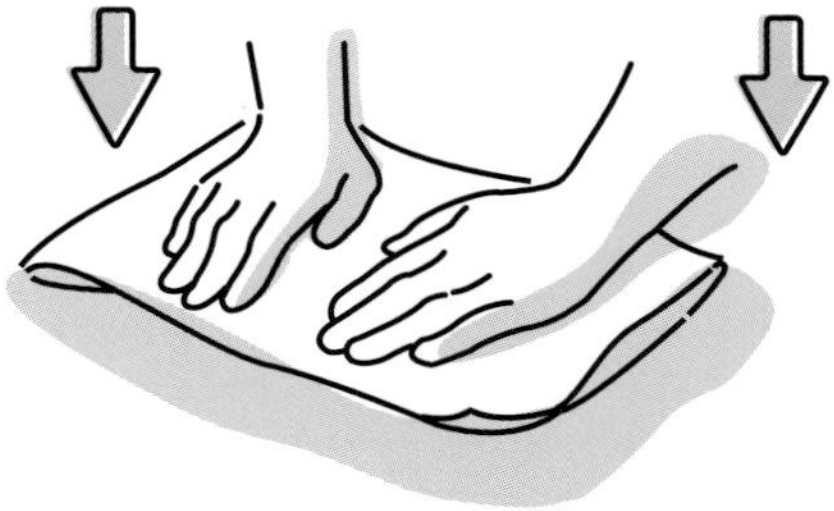

上から下
体の外側から内側に
圧がかかる

**局所的・
他力ケア**

呼吸トレの特徴

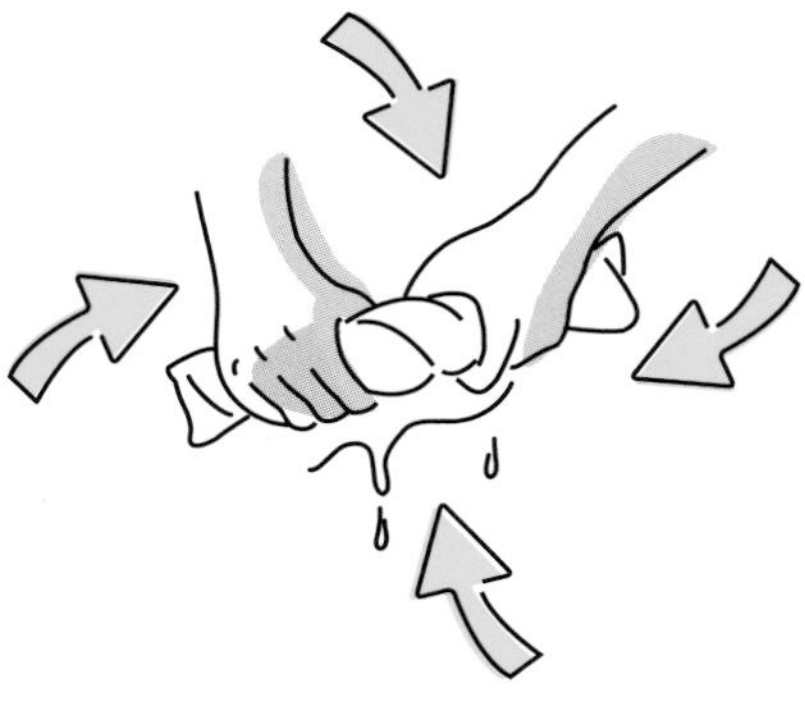

自分の体を内側から
雑巾絞りのように絞ることで、
体の深い部分に
アプローチできる。

**深く強い
アプローチと
自力ケア**

れて限界を迎えてからだったりしませんか？

マイナス状態からゼロに戻すという繰り返しで、時間とともにまたマイナス状態になり、**いつまでもゼロラインから抜け出せない状態では、あなたの眠っている力を引き出せません。**

呼吸トレは、自分の体との気持ち良いコミュニケーションの時間にもなります。

「どうして腰に痛みがあるのかな？」

↓

「昨日も今日も、長く座りすぎていたからかもしれないな」

↓

「今日は下半身の呼吸トレを一つだけやって寝よう」

こんなふうにセルフコミュニケーション（自己対話）をすることで、不調を引き起こす根本的な原因に気づき、早い段階で不調の芽をつむことができるようになります。

「1日ひと呼吸」の習慣化

便利な世の中になるにつれ、運動する機会が激減し、多くの人が運動不足を感じています。とはいえ、運動を習慣にできる方はいいですが、自分に合った運動を見つけて継続するというのは、なかなか難しいことですよね。

私自身、月額制のジムに入会しても継続できた試しがなく、行かずに払い続ける利用料に「もったいない」と自己嫌悪に陥った経験が何度となくあります。

厚生労働省「国民健康・栄養調査報告」によると、運動習慣のある人の割合は、男性が33・4％、女性が25・1％となっており、この10年間では女性が減少しています。

運動習慣のある人とは、1回30分以上の運動を週2回以上実施し、1年以上継続している人のことをいうそうです。これってかなりハイレベルだと思いませんか？

そもそも運動が好きな人もいれば、嫌いな人もいます。

誰もが歯みがきのように習慣にするのは、至難の業です。

もしあなたが、「運動を習慣にしたいけど続かない！」となっているなら、ぜひ呼吸トレを「やりたいときに一つだけ」試すことから始めていただきたいです。

基本の呼吸「鼻息ふーーーっ」をたった1回だけでもオッケーです！

「運動習慣」というと、毎日続けてナンボと思うかもしれませんが、気乗りしない日はお休みしてもいいんです。

1日ひと呼吸、思い出した時に鼻から「ふーーーっ」と吐くだけ。

これなら毎日できるのではないでしょうか。

このひと呼吸だけでも、れっきとした横隔膜の運動です。

これまで何事も継続が苦手だった私でも、この「1日ひと吐き」を大切にしたことで、習慣化のハードルが下がり、気がつけば鼻呼吸が当たり前になっていました。

生徒さんの中にも、この気持ちよく鼻息を吐く感覚が「やらなくちゃ」ではなく、自発的にやりたくなって、「気づいたら無意識で鼻から気持ちよく吐くようになった！」という方がたくさんいらっしゃいます。

息を吐くことで心と体をリンクさせる

息を吐きながら体を動かし、心と体の緊張を解きほぐすと、筋肉や腱が伸びて、しなやかさと強さのバランスがとれた質のよい筋肉を育てていくことができます。**肩こりや腰痛や便秘などを緩和、改善して、不調が起こりにくい体にしていけるのです。**それだけではありません。

吐くことに集中して動き続けていると、吐く息とともに頭の中のゴチャゴチャが抜けて無心になっていく感覚が生まれます。

そして、**自分の中心に意識が戻る感覚**が芽生えます。

私たちは情報にあふれた社会にいて、9割は自分以外の外側へ意識を向けています。外側の情報にばかりに気を向けていると、いつのまにか、心と体がばらばらになり、つながらなくなります。

〝気が散る〟とはまさにこのこと。脳と体のリンクが途切れ、体からの不調などの警戒アラートを受け取りにくくなるのです。

自分の気が外に向いていれば、自分が持っていないものが気になって当然です。自分の不足を埋めようと、ＳＮＳで他人の承認を求めたり、人からの評価や比較を重く受け止めてしまう。そして、「足りない！」「もっと頑張らなきゃ！」と、焦りを感じ、呼吸が浅くなります。

この「もっと頑張らなきゃ」「もっと欲しい」は、息を吸おう吸おうと必死になっている状態です。実際に「息を吸おう！」の呼吸をやってみてください。

とても苦しく、吸おうとしているのに全然入ってこない感じがしませんか？

さらには全身の筋肉がこわばり、体の心地悪さを感じるはずです。

このように、心と体と呼吸はまったく同じと言っていいほど連動しているのです。

呼吸は心と体をつなげる〝鍵〟。

呼吸で自分を自分に戻すことを意識的に行うことで、9割外に散っていた気が、五分五分くらいまでに減っていき、血液の流れを感じたり、体がゆるむのを感じることができます。そうして自分への気づきが増えると、自然と他人と比べている時間は減っていきます。

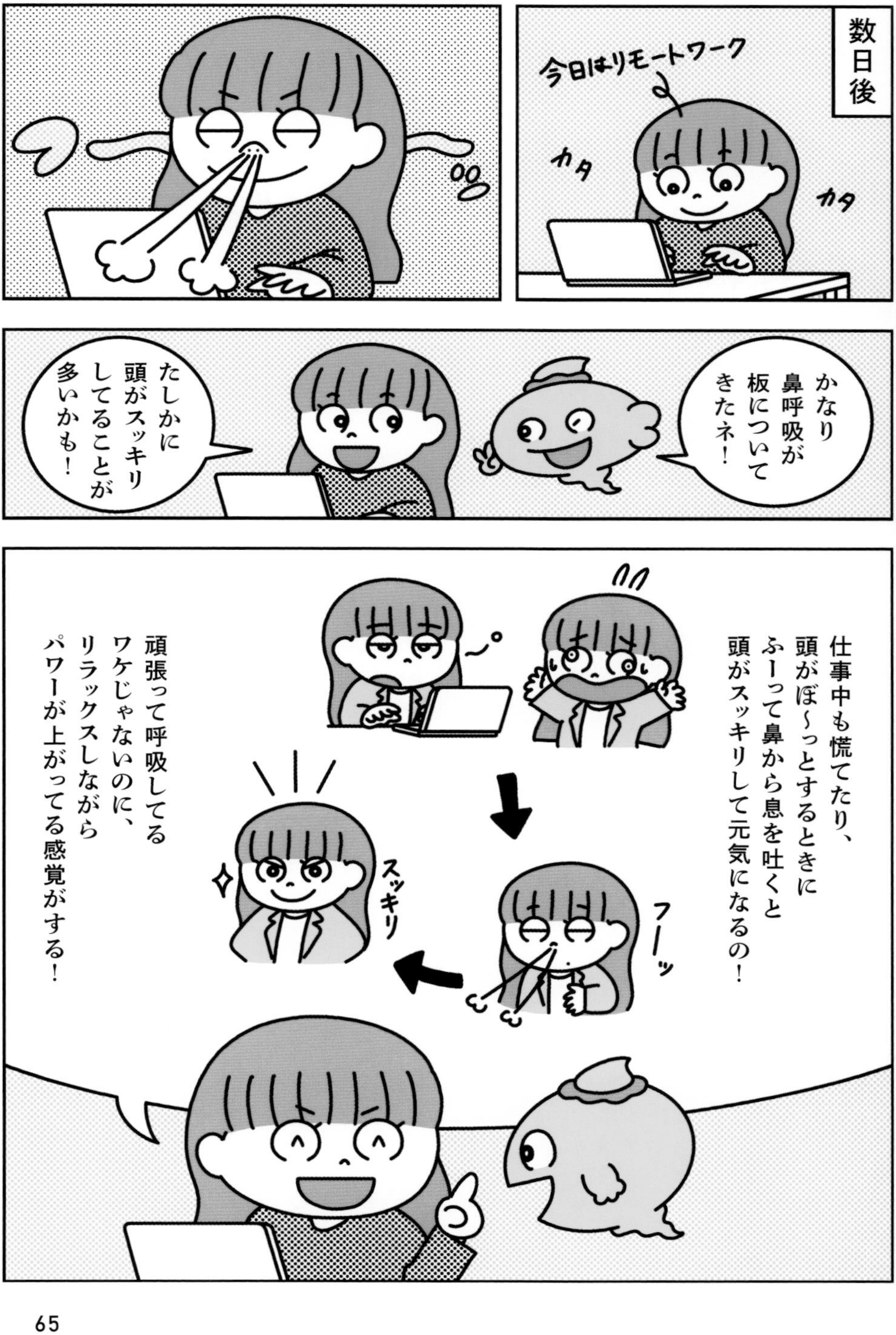
数日後
今日はリモートワーク
カタ
カタ
かなり鼻呼吸が板についてきたネ！
たしかに頭がスッキリしてることが多いかも！
仕事中も慌てたり、頭がぼ〜っとするときにふーって鼻から息を吐くと頭がスッキリして元気になるの！
フーッ
スッキリ
頑張って呼吸してるワケじゃないのに、リラックスしながらパワーが上がってる感覚がする！

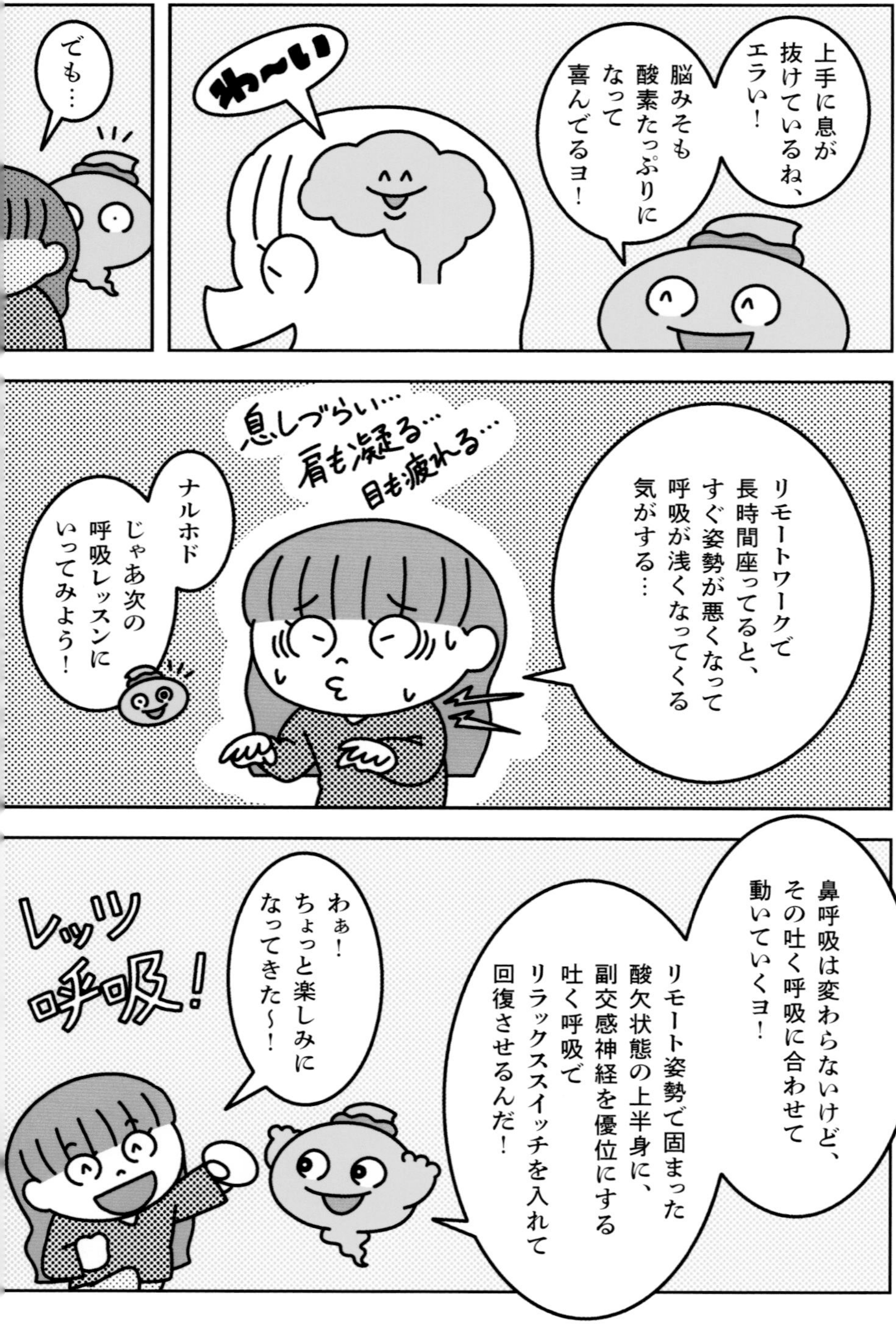

上手に息が抜けているね、エライ！

脳みそも酸素たっぷりになって喜んでるヨ！

わ〜い
でも…

リモートワークで長時間座ってると、すぐ姿勢が悪くなって呼吸が浅くなってくる気がする…

息しづらい… 肩も凝る… 目も疲れる…

ナルホド
じゃあ次の呼吸レッスンにいってみよう！

鼻呼吸は変わらないけど、その吐く呼吸に合わせて動いていくヨ！

リモート姿勢で固まった酸欠状態の上半身に、副交感神経を優位にする吐く呼吸でリラックススイッチを入れて回復させるんだ！

わぁ！ちょっと楽しみになってきた〜！

レッツ呼吸！

呼吸トレ

Training

2

肩甲骨・肋骨・横隔膜

LESSON 6

肩甲骨の呼吸トレ①

横から見ると

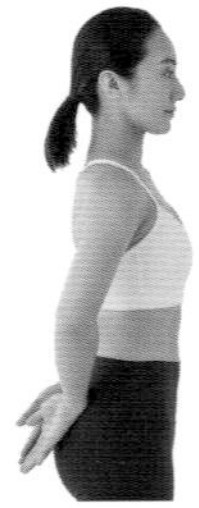

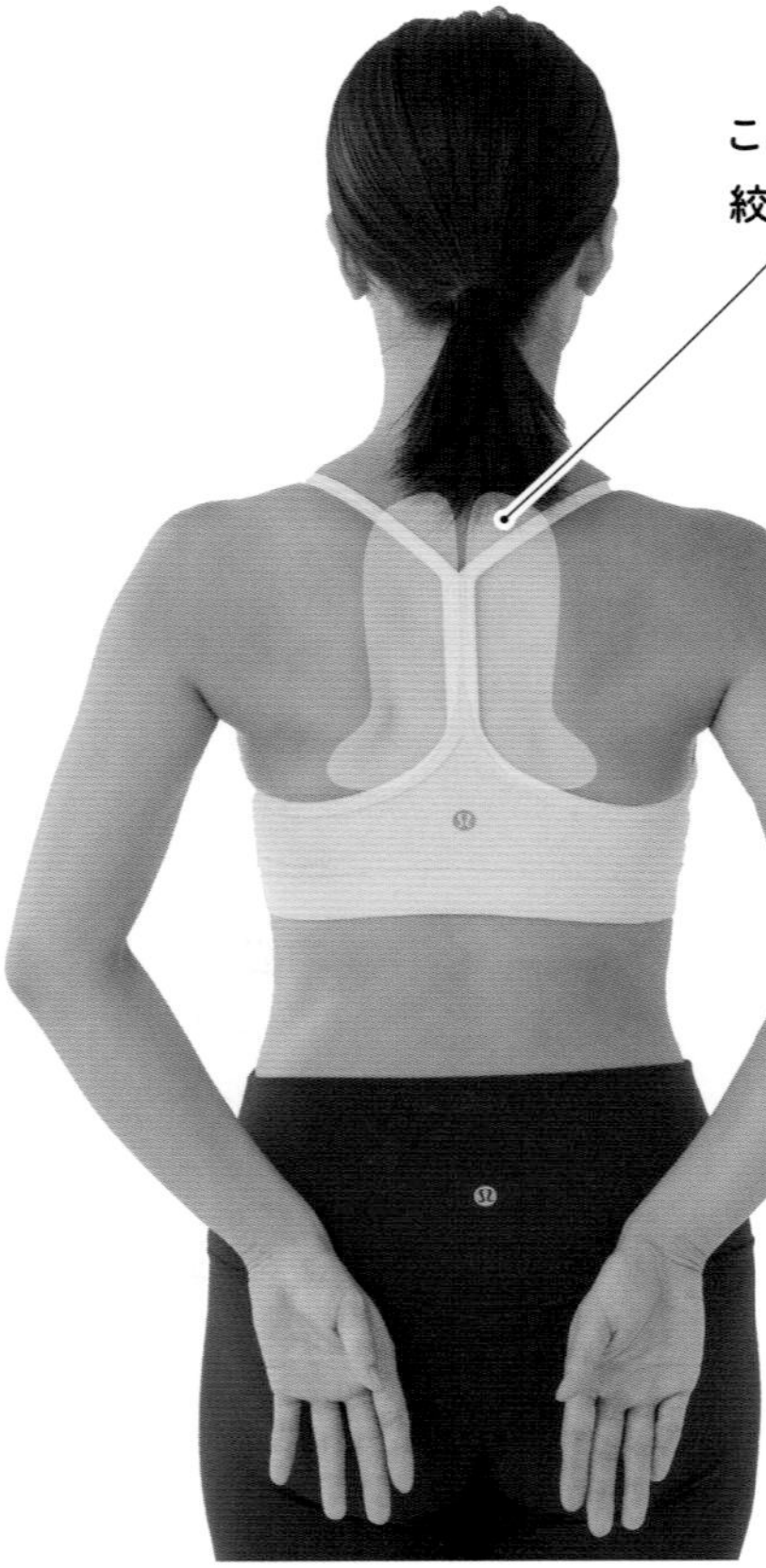

1

STEP　手の甲をお尻の上辺りに置き、腕がゆるい「くの字」に曲がるようにする。

効く POINT

肩や首のコリ
肩甲骨回りの滞り
胸部のストレッチ
巻き肩の改善
猫背の改善

動画を観ながら一緒にやってみる

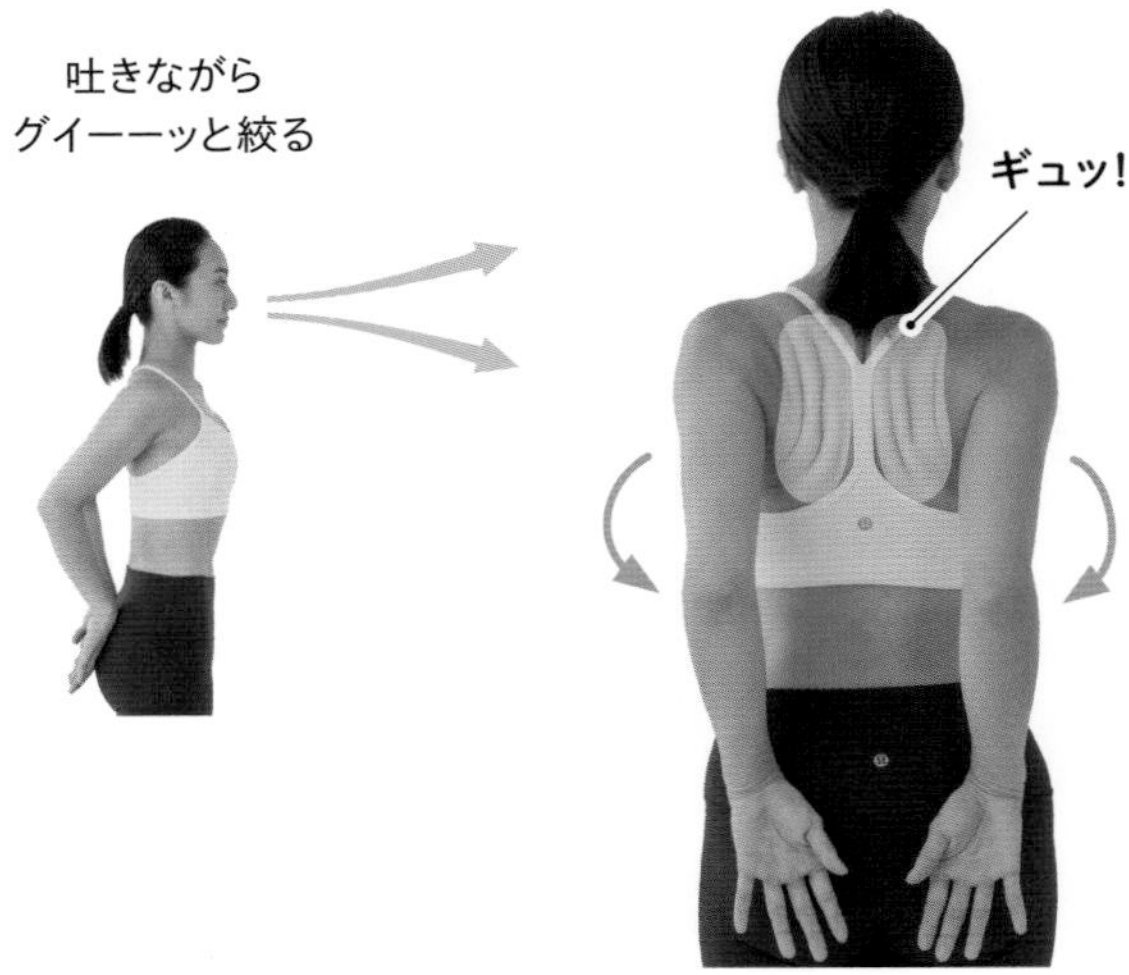
吐きながら
グイーーッと絞る
ギュッ!

STEP 2

鼻から息を吐きながら、ひじを寄せるように動かし肩甲骨を絞る。

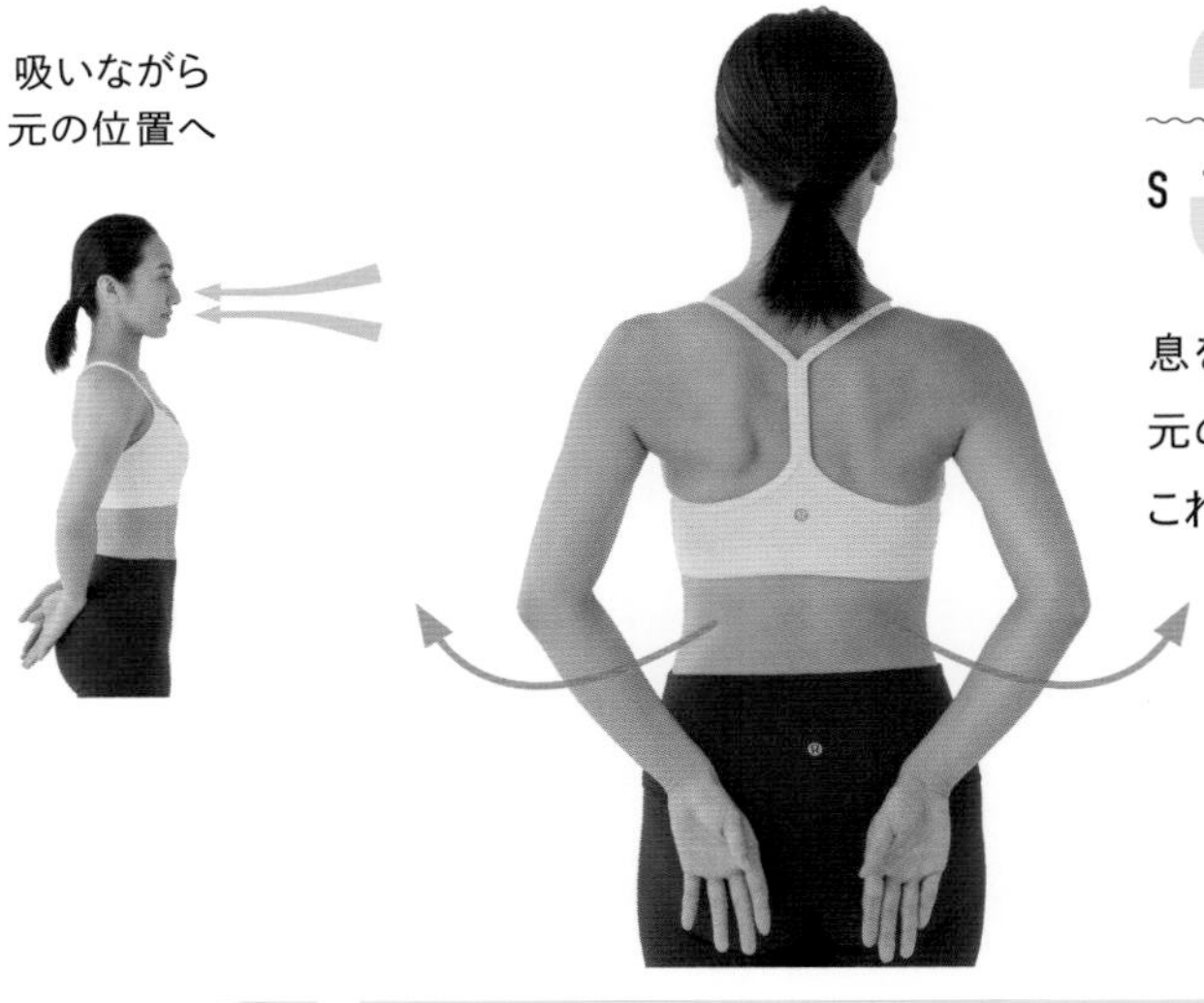
吸いながら
元の位置へ

STEP 3

息を吸いながら
元の位置に戻す。
これを5〜10回繰り返す。

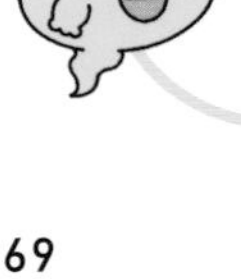

デスクワークで前かがみになり、ぜい肉が乗りやすくなった肩甲骨の関節の血流をよくするよ。背中をギュッと絞りながら胸も伸びるから、猫背の改善にも効果的!

LESSON

⑦ 肩甲骨の呼吸トレ②

指の組み方

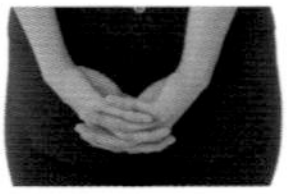

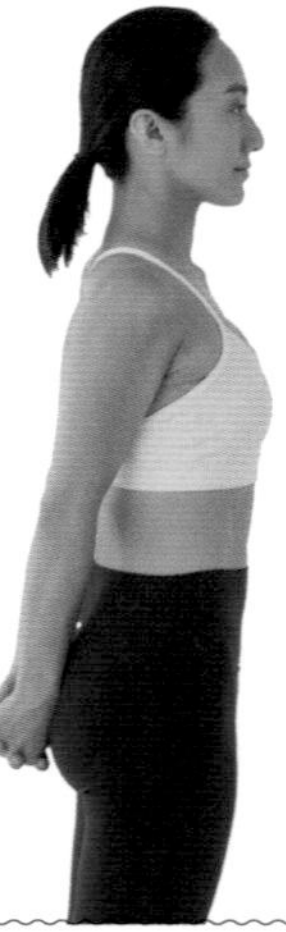

STEP 1　ひじを軽く伸ばし指を後ろで組む。

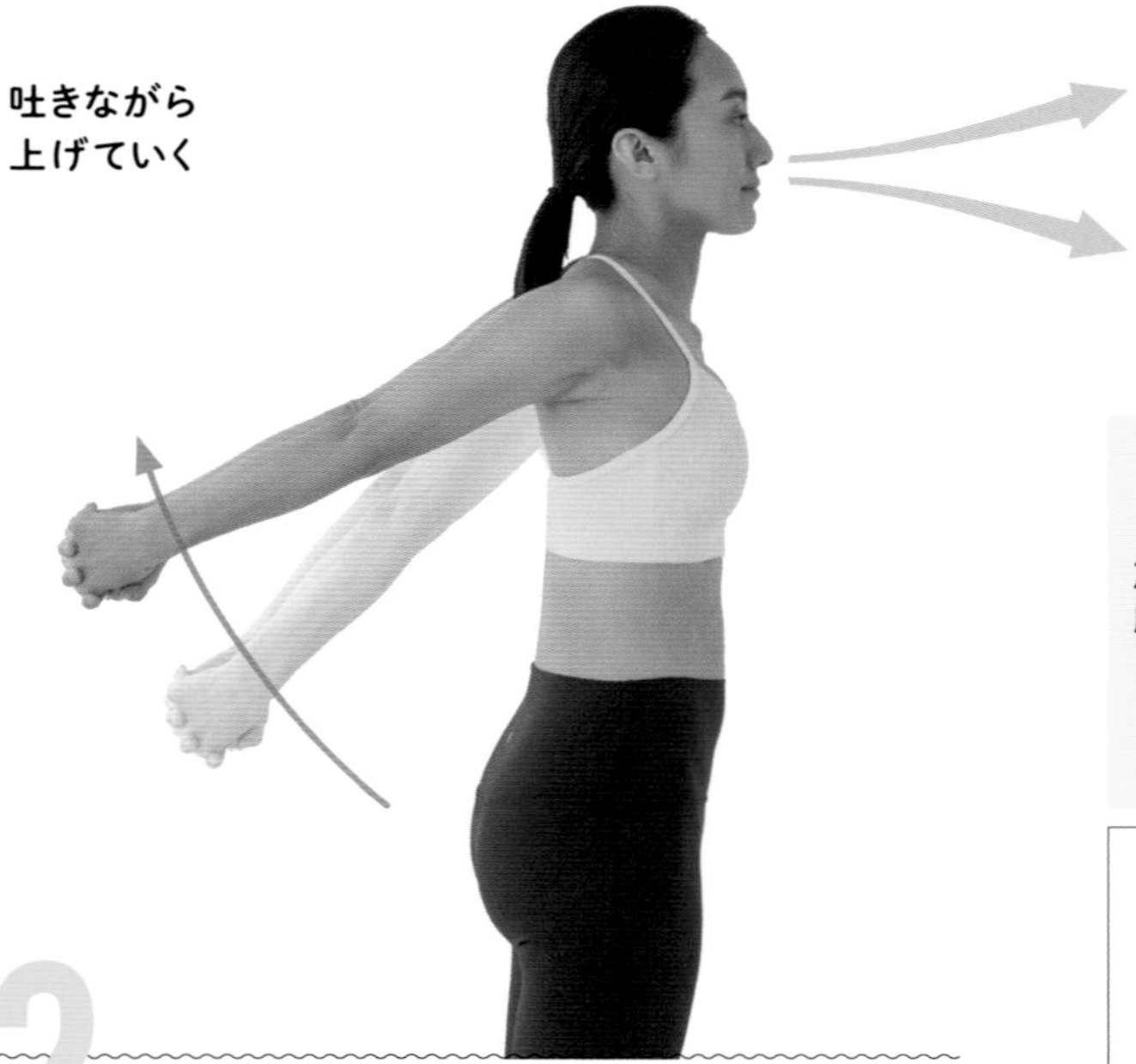

STEP 2　口を閉じて鼻から息を吐きながら、
組んだ腕を上げていく。

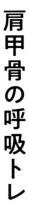

効く
POINT

肩や首のコリ
肩甲骨回りの滞り
胸部のストレッチ
巻き肩の改善
猫背の改善

動画を
観ながら
一緒にやってみる

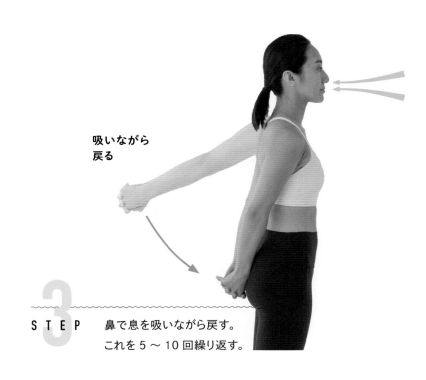

3
STEP　鼻で息を吸いながら戻す。
これを 5 ～ 10 回繰り返す。

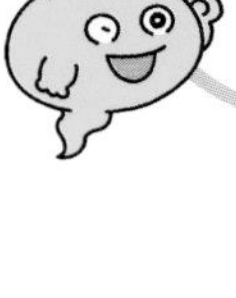

ひじが上がってしまうと、苦しくてつらくなるよ。腕を遠くに伸ばすようにするのがコツ。

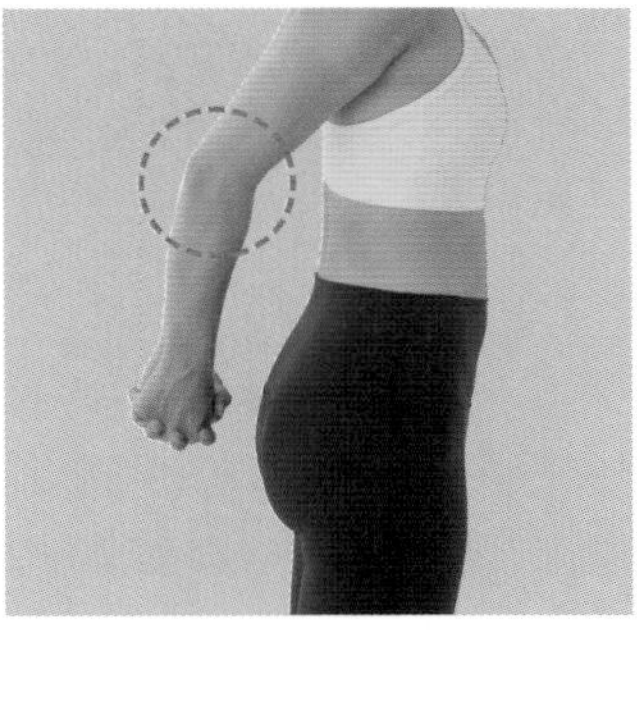

LESSON 8

呼吸トレによる姿勢の変化のチェック

BEFORE

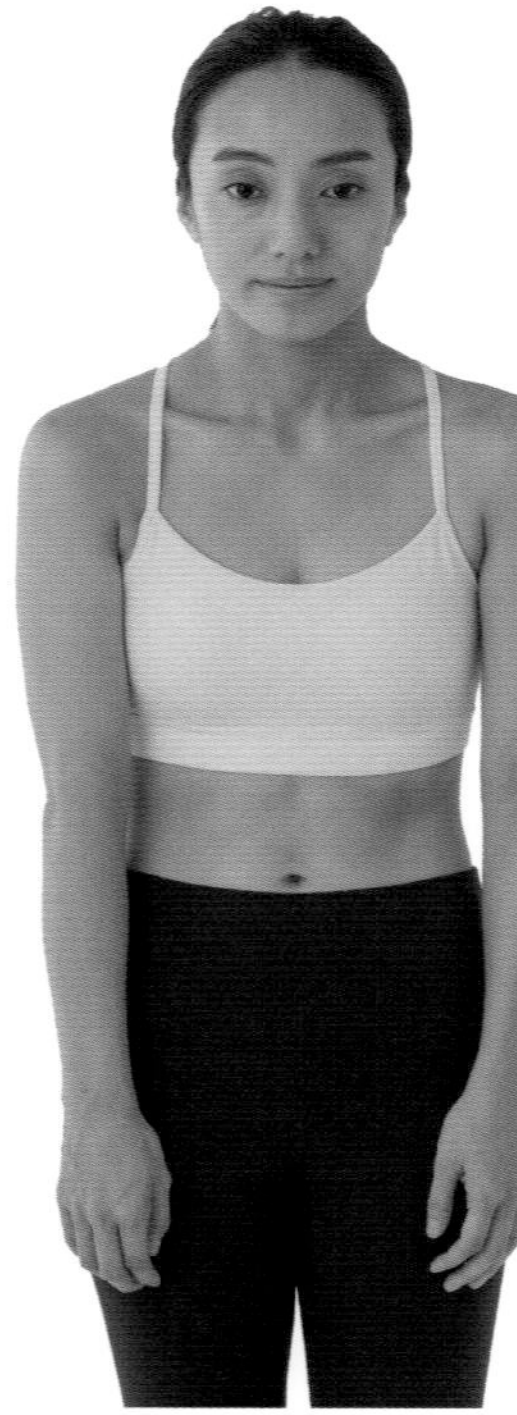

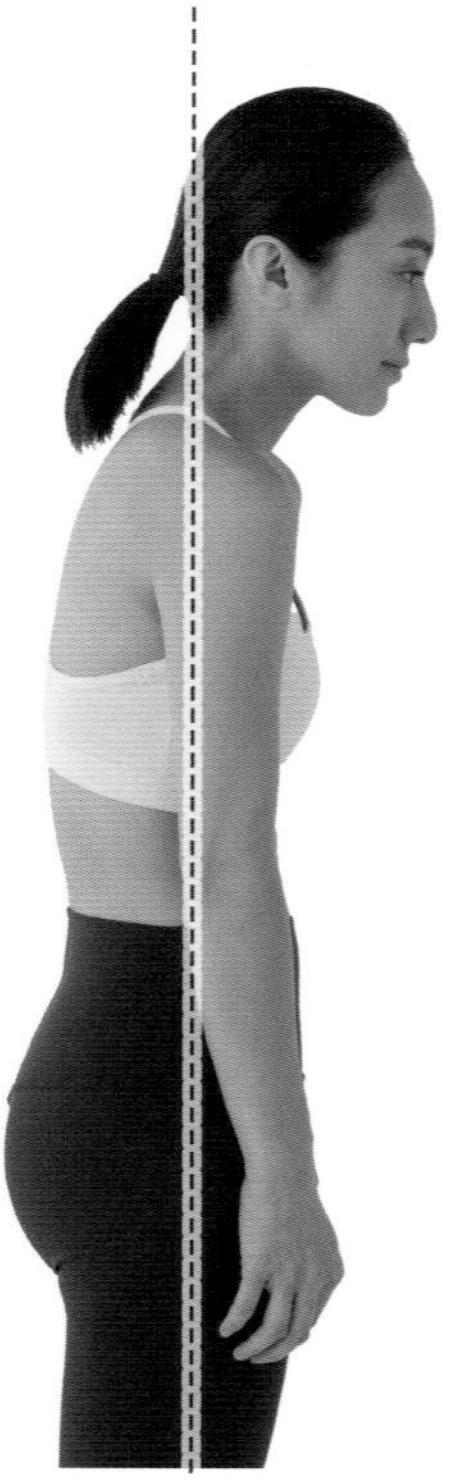

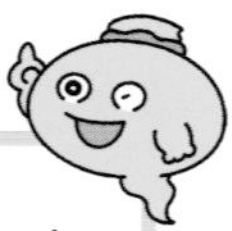

猫背になって首が前に出ていると目線は下がりやすくなるよ。そうすると、心も自然と下を向きやすくなるんだ。心と体はつながっているから、姿勢で前向きなマインドをつくることもできるよ!体が正しいポジションにあると呼吸も楽だし、いいことがたくさん!

POINT

呼吸トレによりコリがほぐれると、骨が正しいポジションに戻り、美しい姿勢が楽にとれる

動画を観ながら一緒にやってみる

A F T E R

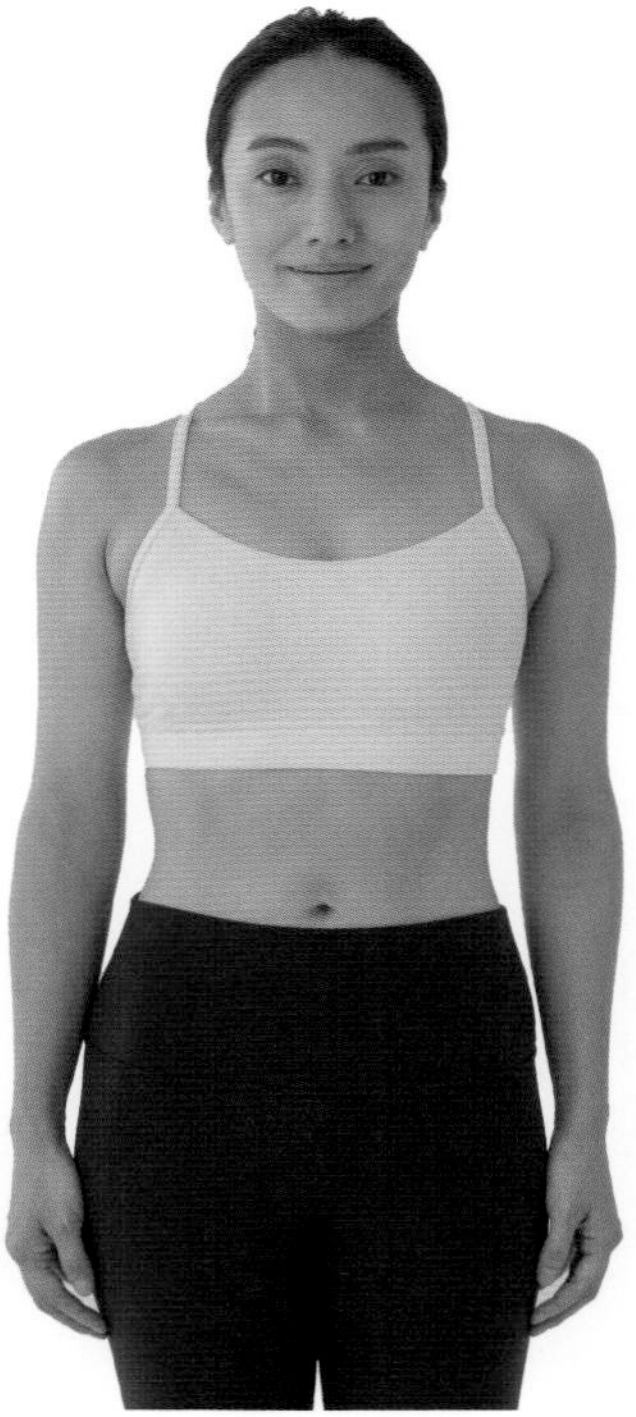

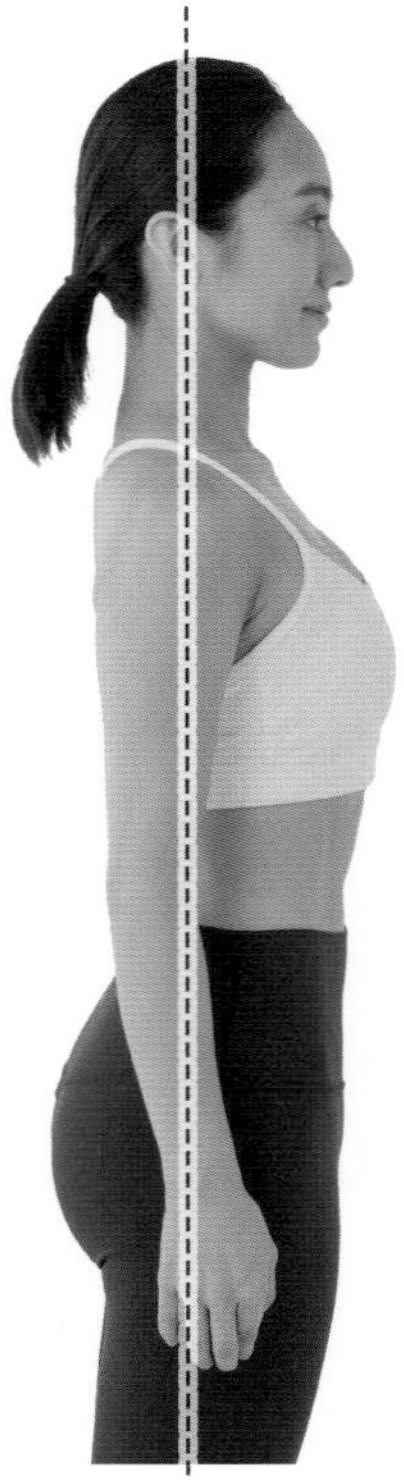

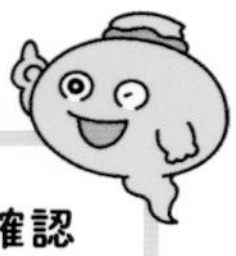

ビフォー&アフターの確認ポイントはこちら。

［正面からのチェック］
- □ 胸のつまり具合
- □ 首の長さ
- □ フェイスラインの変化

［真横からのチェック］
- □ 肩の位置
- □ 肩の落ち具合
- □ 首の出具合

LESSON 9

横隔膜の呼吸トレ①

この動作自体が苦しい人は横隔膜が硬くなっている状態。横隔膜が硬いと肺が十分にふくらまなくなって、呼吸が浅くなる原因になるよ。手を降ろしてひと息休みを入れながら、STEP1を3セットほどやってみよう。どんどん上がりやすくなるよ。

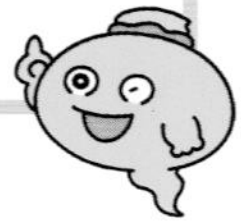

耳と二の腕をピタッとくっつけることで、硬くなった横隔膜が引き上がり、ほぐれていくよ!

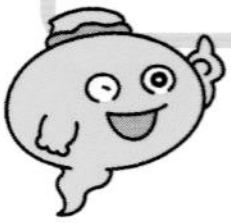

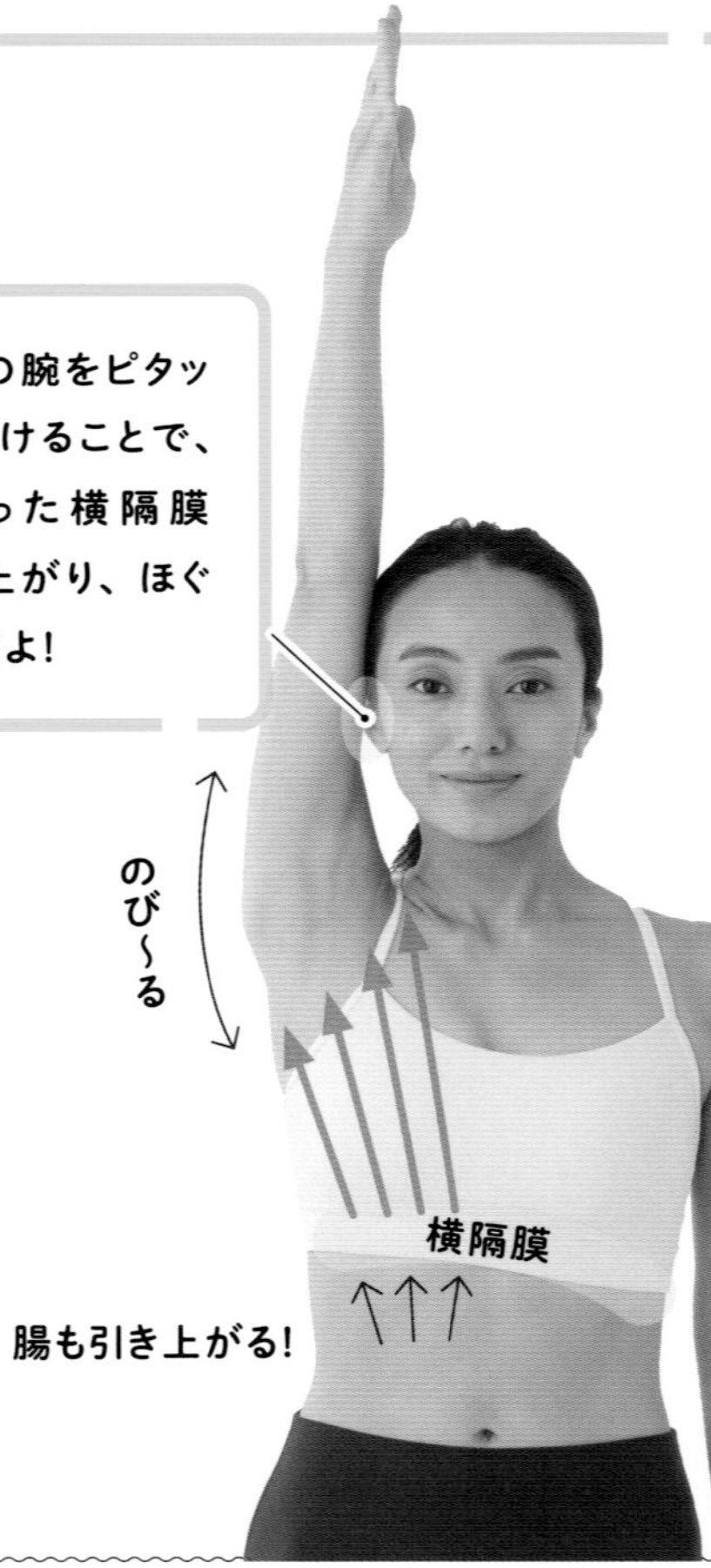

STEP 1

右手の二の腕の内側と耳をくっつける。手を伸ばした状態でキープする。キープした状態で基本の鼻呼吸を5〜10回。

効く POINT

横隔膜がほぐれる
肋骨回りがほぐれる
腕・脇のストレッチ
腸がほぐれる
便秘解消

動画を観ながら一緒にやってみる

指の先をダラーンとして脱力して重力を利用して下に垂らす感じが◎。STEP1・2 は立っても座っていても OK！

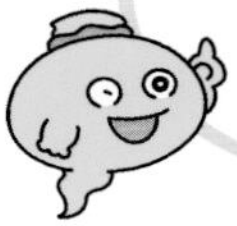

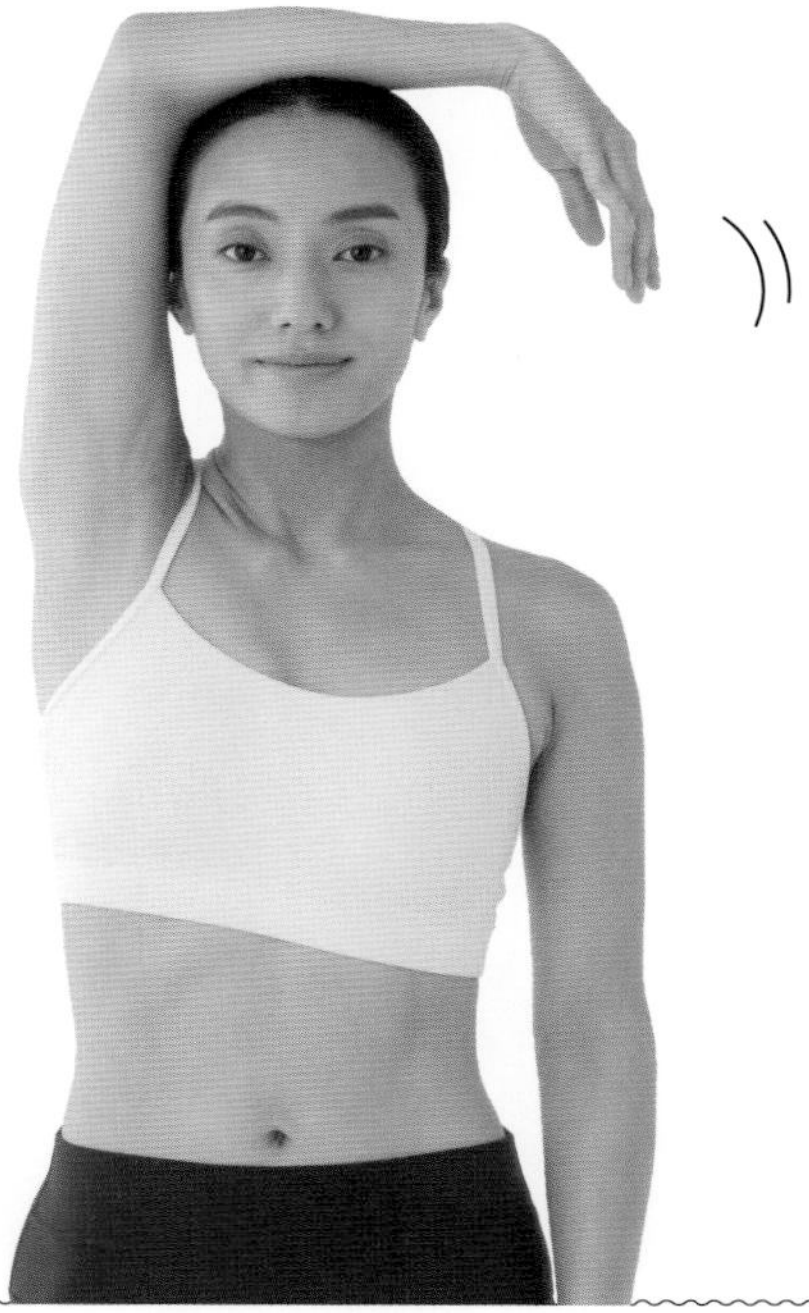

STEP 2

腕を上に伸ばすのがキツい人は、頭の上に乗っけてらくちん横隔膜呼吸。このまま基本の呼吸で 30 秒〜 1 分ほど無理なくキープする。

LESSON 10

横隔膜の呼吸トレ②

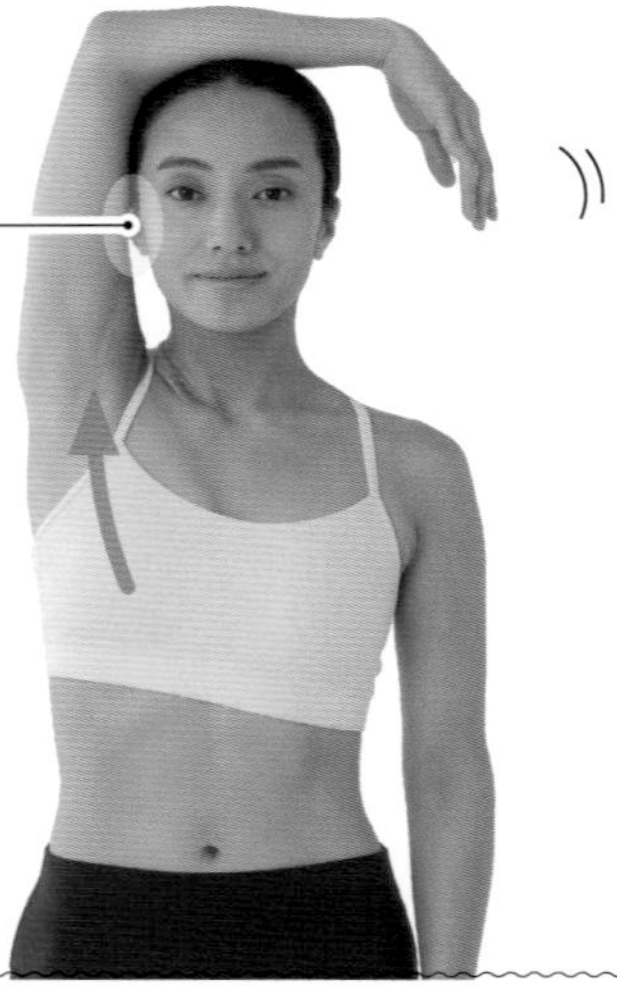

耳と二の腕を
ピタッと
くっつける

STEP 1　74ページのSTEP1の状態から、腕を頭にのせて指先の力を抜く。

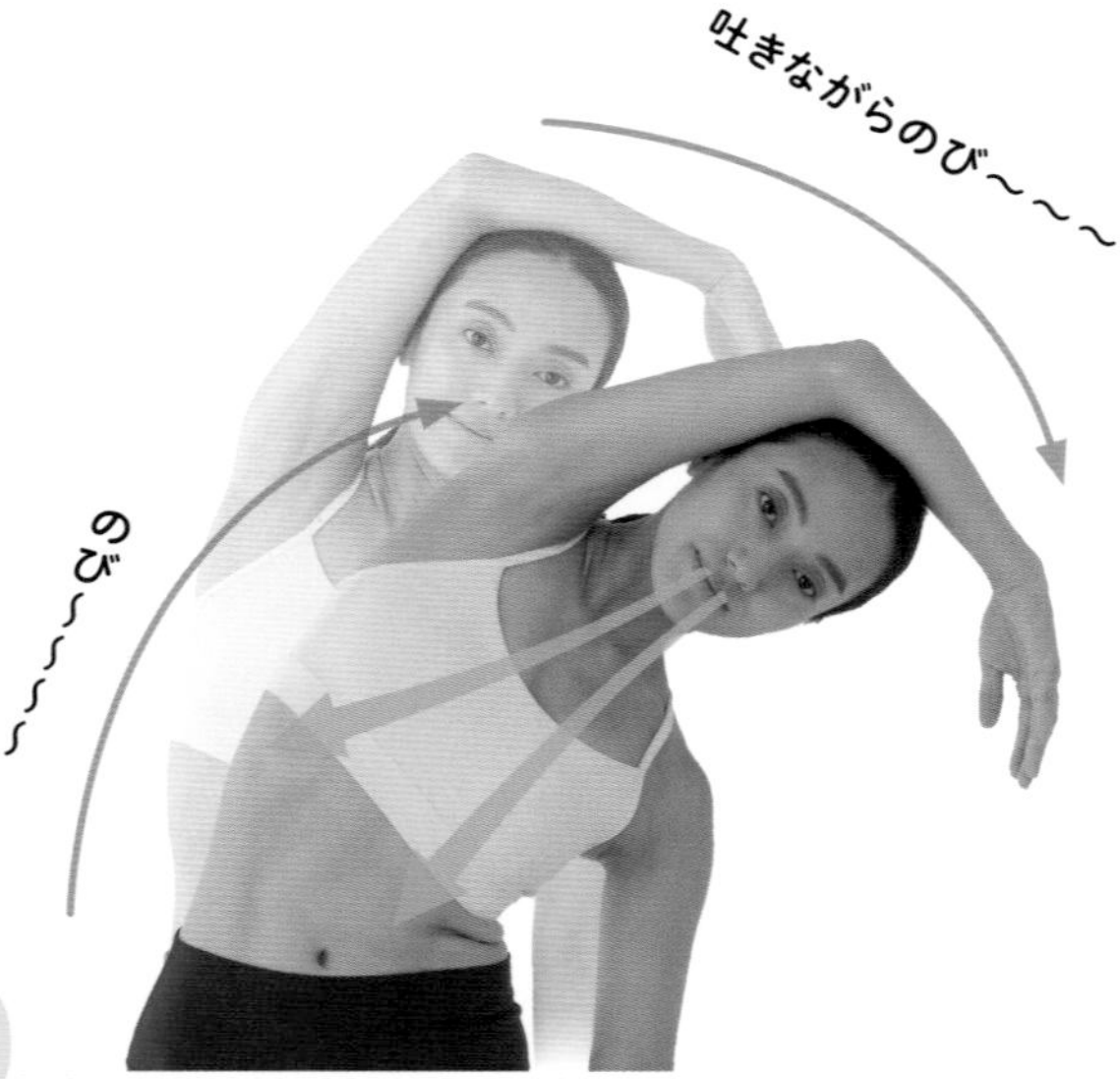

吐きながらのび〜〜〜
のび〜〜〜

STEP 2　鼻から息を吐きながら、脇腹を伸ばす。

効く POINT

- 横隔膜がほぐれる
- 肋骨回りがほぐれる
- 腕・脇のストレッチ
- 腸がほぐれる
- 便秘解消

動画を観ながら一緒にやってみる

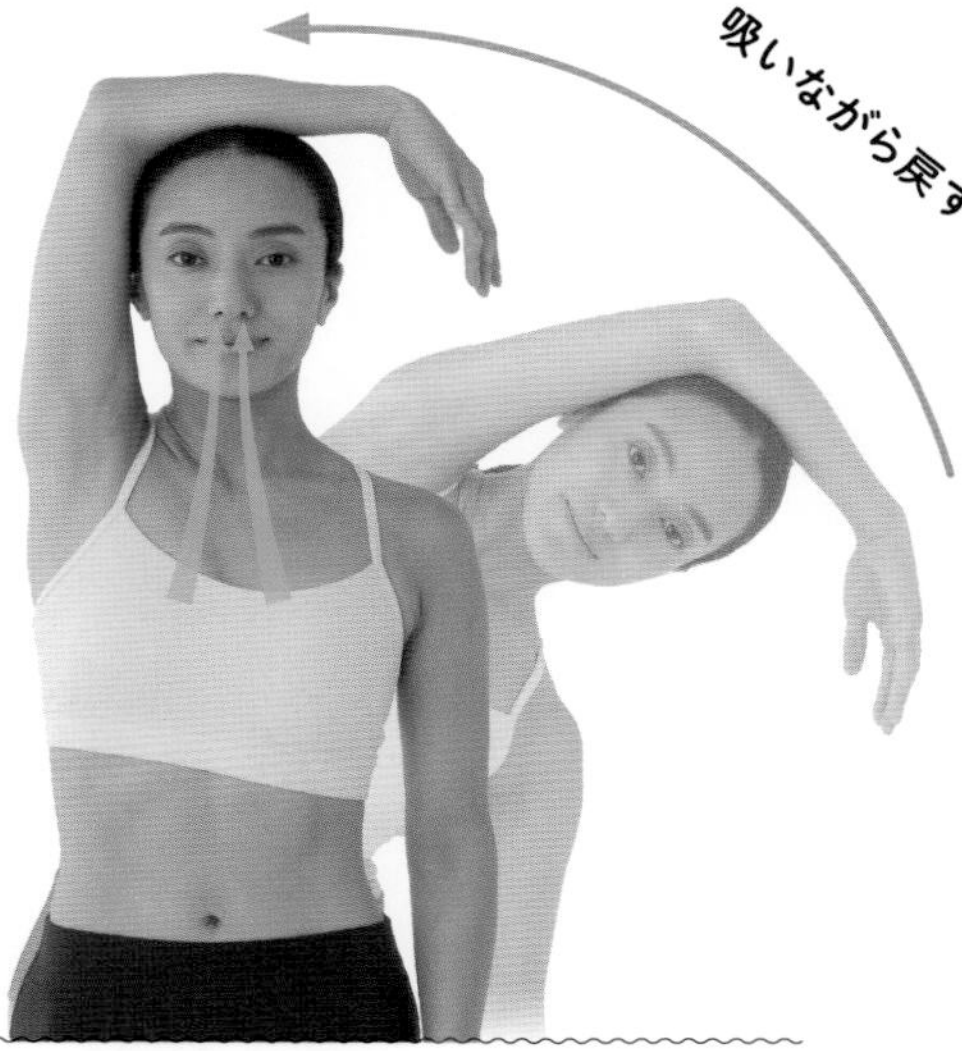

3

STEP 鼻から息を吸いながら、元に戻す。
左手も同様に行う。

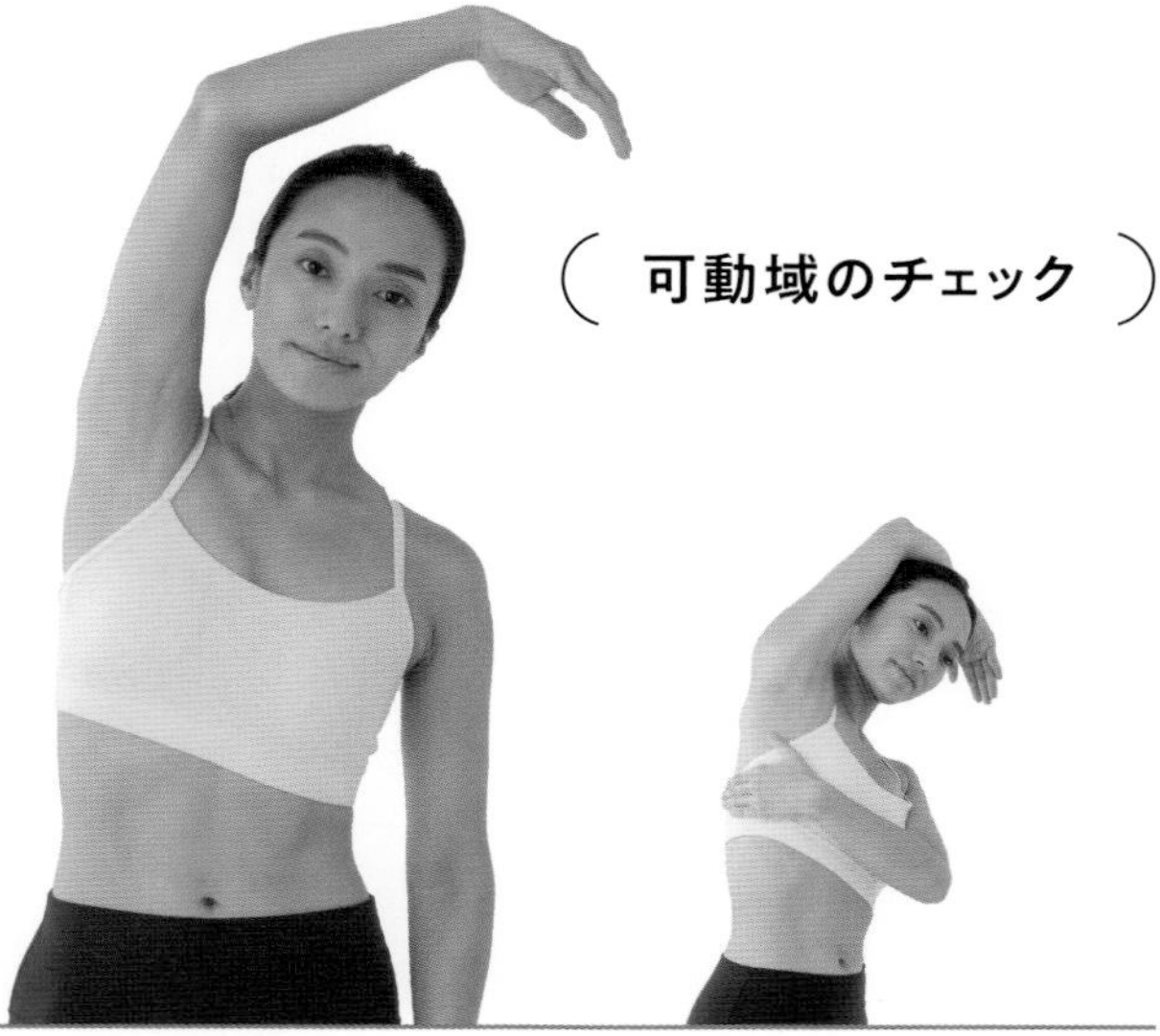

CHECK

動作のスムーズさをチェック 。呼吸トレをした方としていない方の「しなり具合」をチェックして、肋骨にふれて開き具合を実感する。

LESSON 11

横隔膜のらくちん呼吸トレ

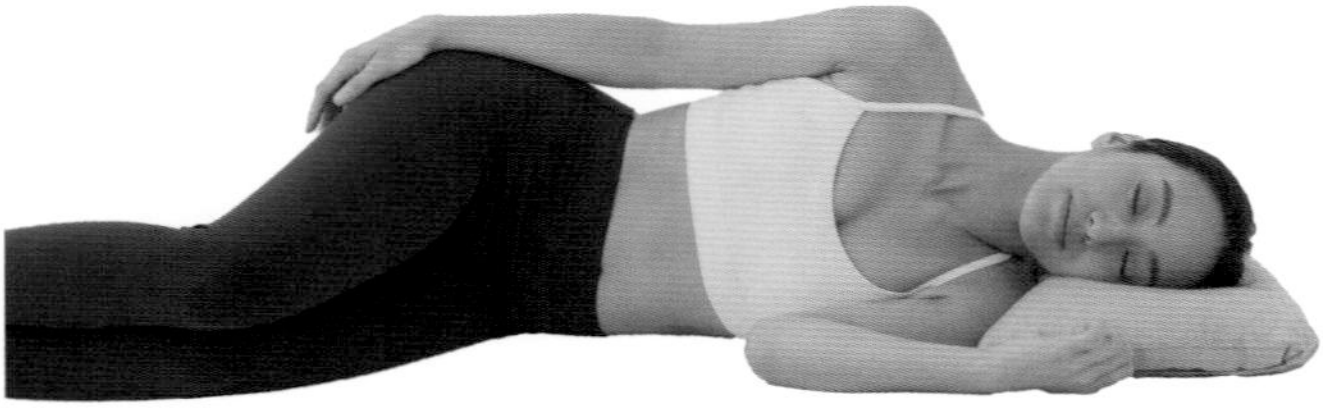

STEP 1　体を横に寝かせる。

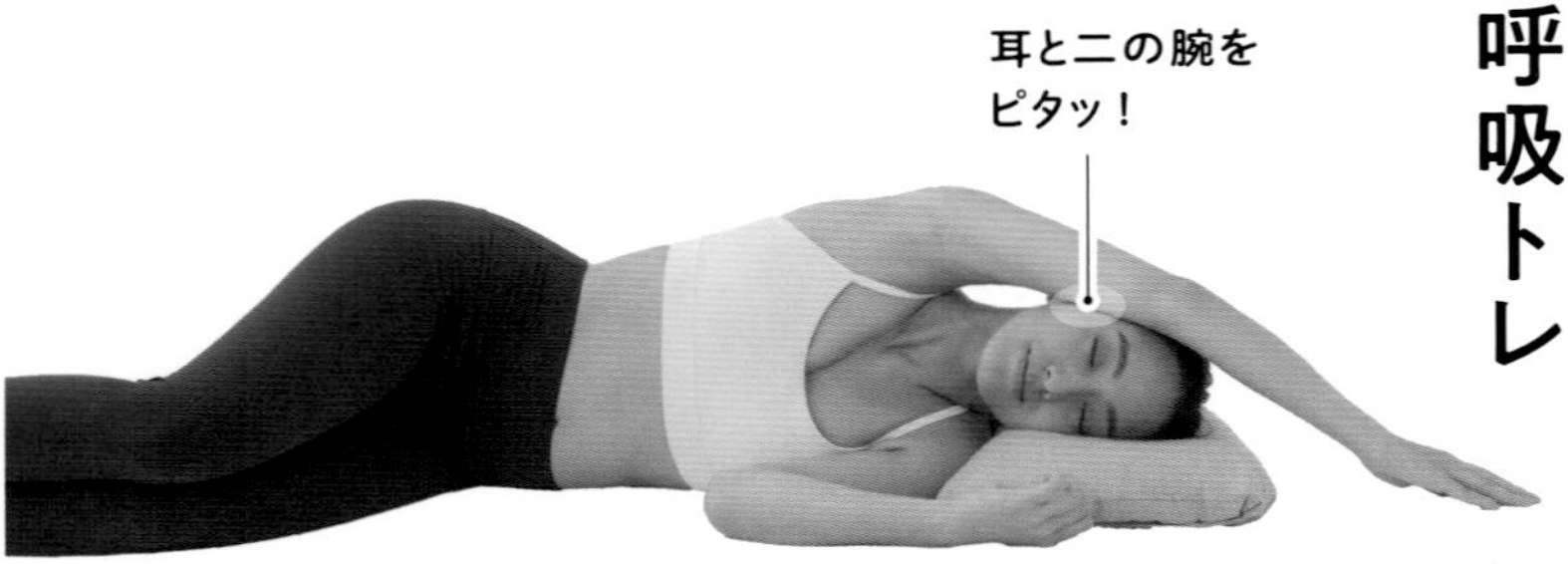

STEP 2　耳と二の腕をピタっとくっつけて伸ばす。
このまま気持ちよく鼻呼吸する。

効く POINT

リラックス効果
寝つきがよくなる
睡眠の質 UP
呼吸が深まる
横隔膜がほぐれる

動画を
観ながら
一緒にやってみる

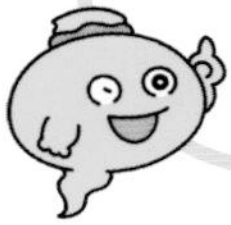

眠る前にらくちん呼吸トレをすると、肋骨回りがゆるんで呼吸が深くなって、睡眠の質がUPするよ!

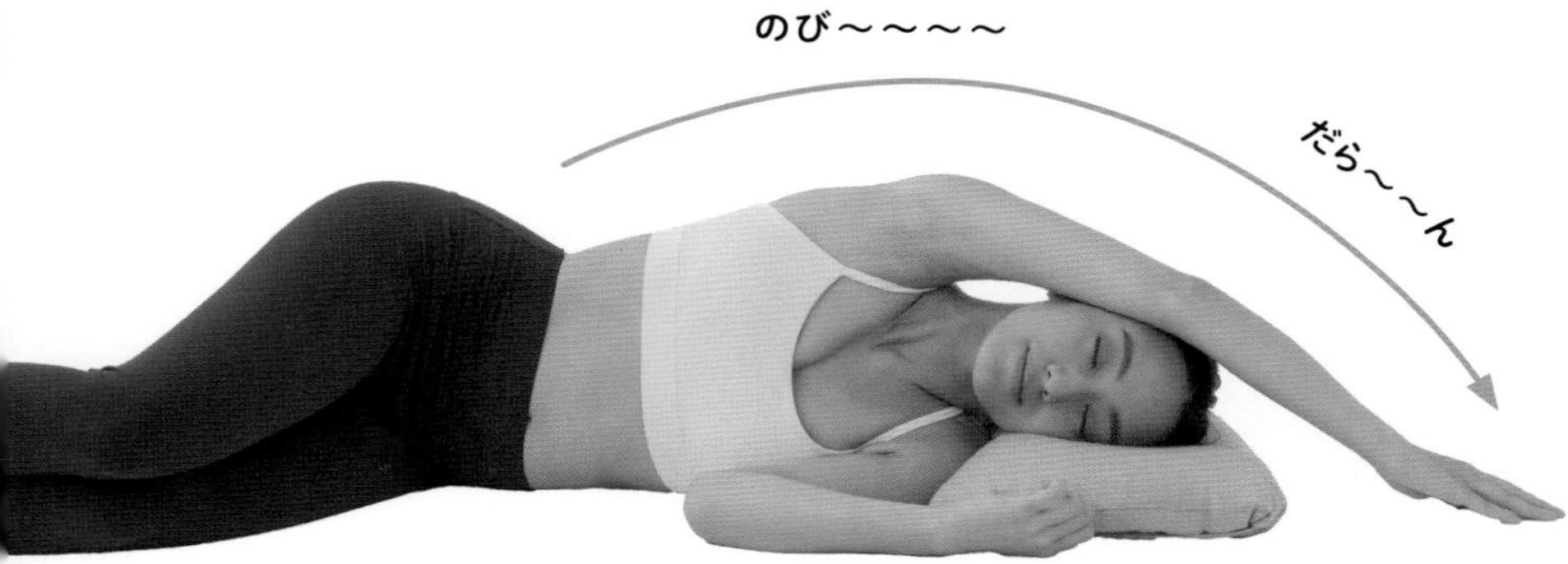

STEP 3

心地よいポジションで30秒〜1分ほど
基本の呼吸をしながらキープ。
反対側も同じように。

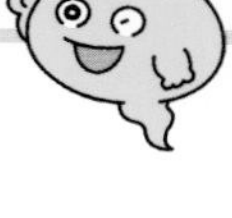

寝る前やゴロゴロしているときの
ついでにレッツ・らくちん横隔膜呼吸。

［ポイント］

□ 二の腕と耳ピッタリ!
□ あとは重力にまかせて手をだらんと脱力させる。
気持ちよく鼻呼吸している間に下半身がリラックスするよ。
ぜひ寝る前にベッドでごろごろしながらやってみてね!

LESSON

12

おなか回りの呼吸トレ

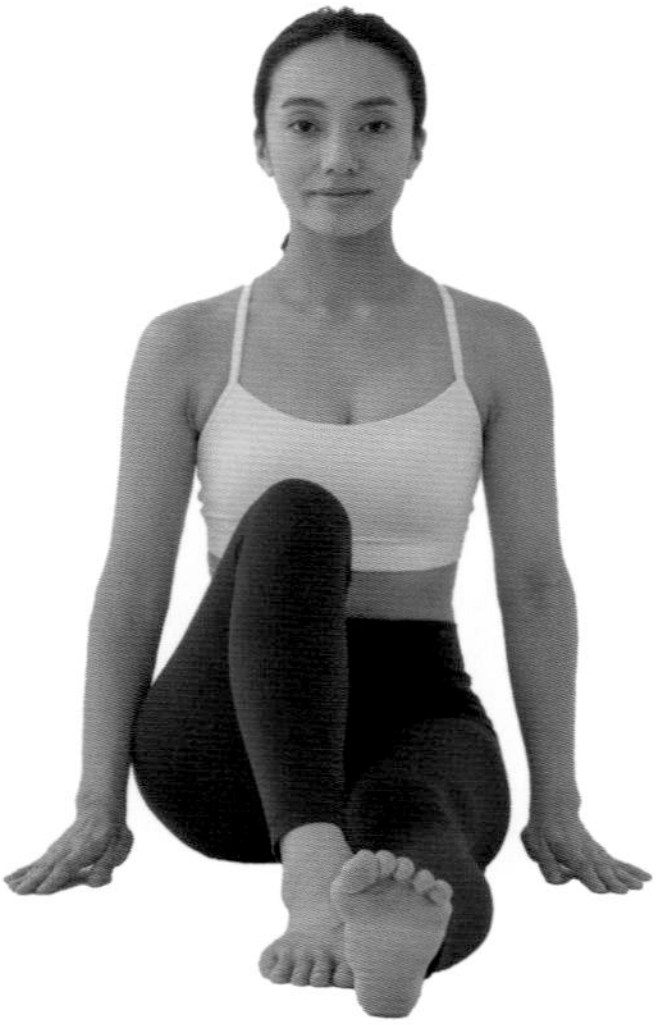

STEP 1　くるぶしがひざの辺りにくる位置でひざを曲げ、片足を立てる。

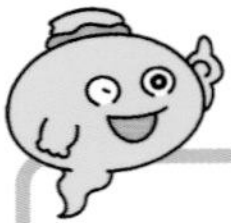

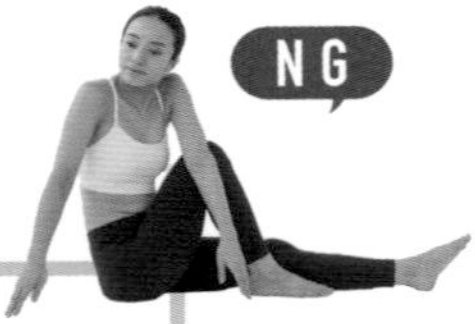

立てたひざの角度がキツいと肩が上がって呼吸がしにくくなるよ。肩が上がらないくらいのひざの高さに調整しよう。

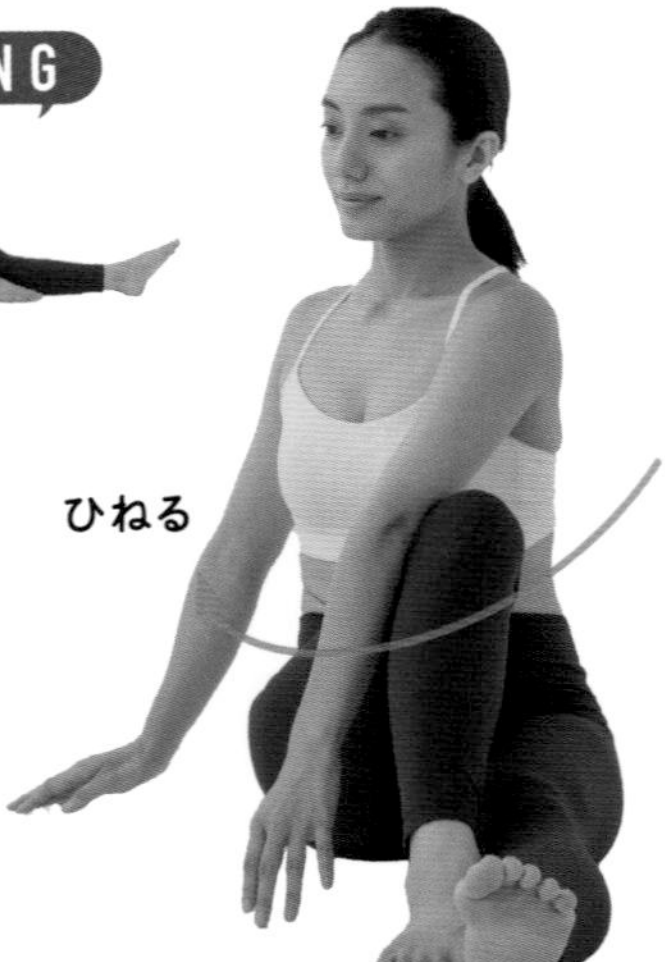

効く POINT

- おなかがほぐれる
- 腰の張りやコリ
- ウエストのくびれ作り
- 便秘解消
- 内臓の血流 UP
- 内臓脂肪の燃焼

動画を観ながら一緒にやってみる

STEP 2　立てた足と反対側の手をひざにひっかける。

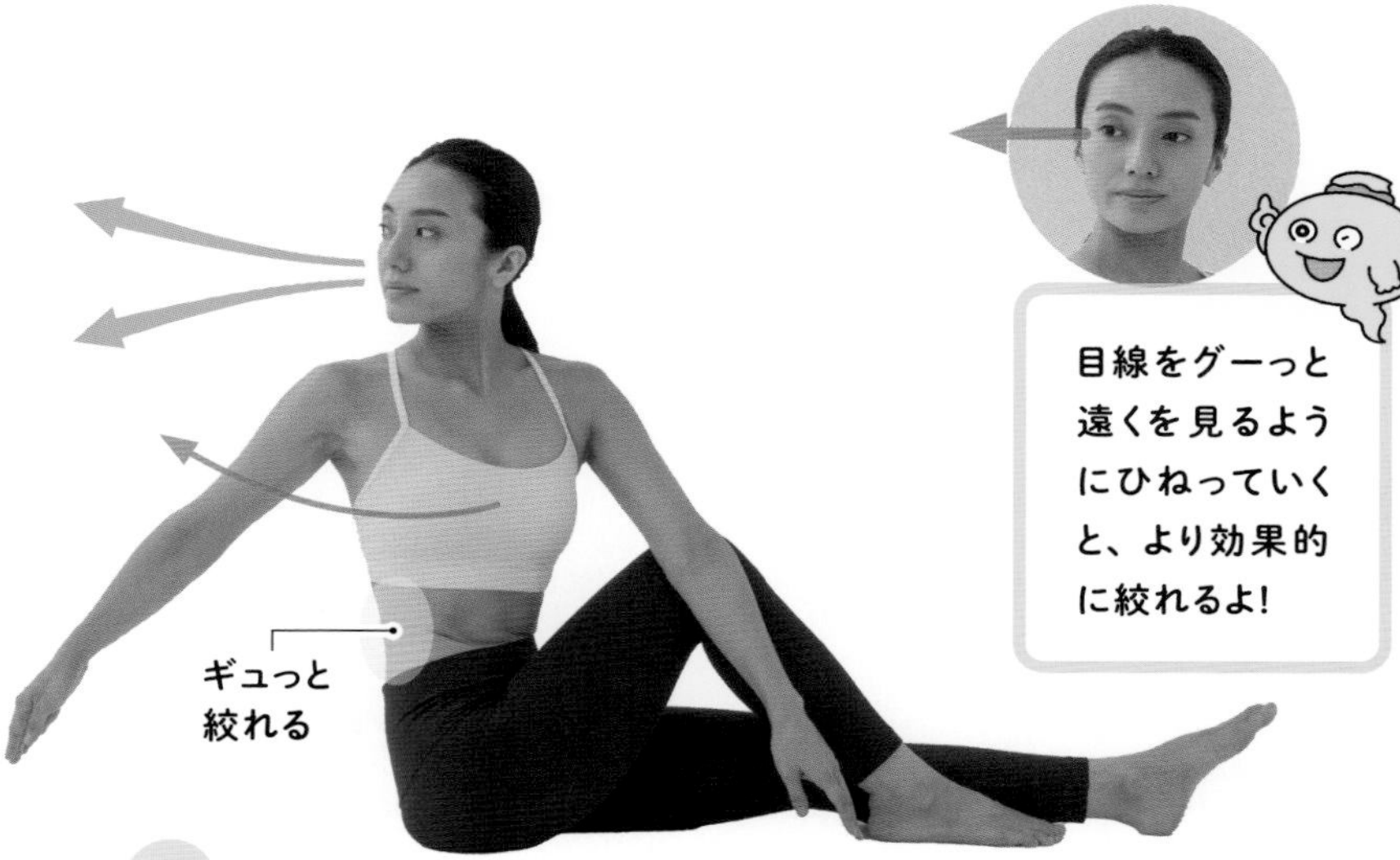
目線をグーっと
遠くを見るよう
にひねっていく
と、より効果的
に絞れるよ!
ギュっと
絞れる

3

STEP　鼻から息を吐きながら、空いている側の手を背面にぐるっと回して、おなか回りや内臓をストレッチする。

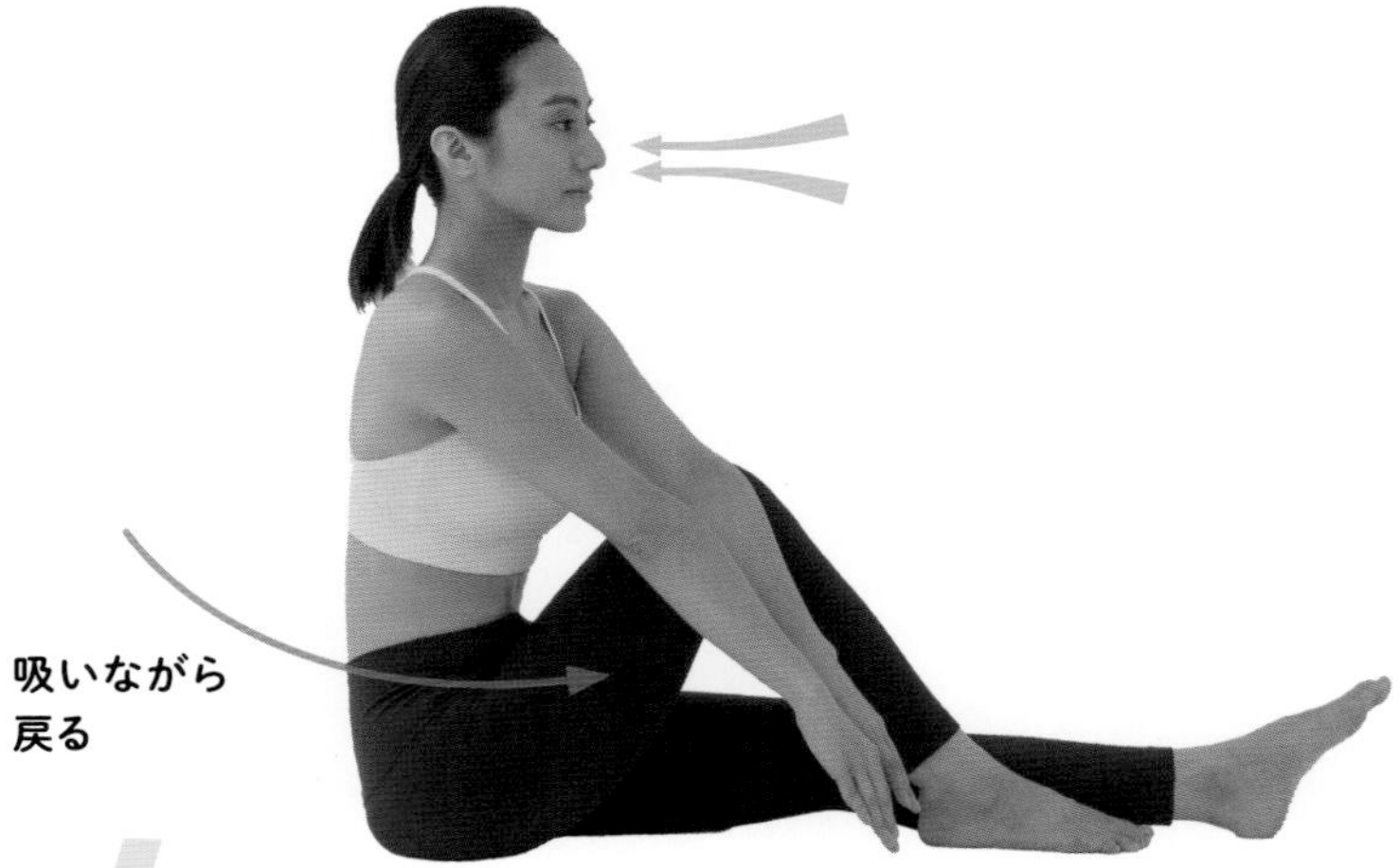
吸いながら
戻る

4

STEP　鼻から息を吸いながら、元の位置に戻す。これを5 ～ 10 回繰り返して、反対側も行う。

呼吸トレ 体験者の声①

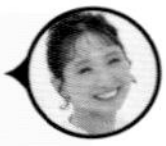

ずっと悩んでいたひざの痛みから解放された!

高校生のころにチアリーディングの部活で痛めたひざの痛みがずっと治りませんでした。ところが、呼吸トレに通ったら、すっかり改善。何をしても痛みが改善されなかったから、「一生この痛みと付き合わなきゃいけない」と思っていたので驚きです。呼吸とストレッチだけでこんなに変わるんだなぁ……とびっくりしました。　彩加さん（30代・エステサロン経営）

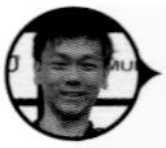

先天性脳性麻痺の状態が改善

私は先天性脳性麻痺により右手と右足が使いにくいという身体特性があります。呼吸を強く意識し始めてから血行がよくなり、麻痺していた右側の状態が少しずつ変わり始め、同時に強化したい左側の可動域が拡がりました。競技をするうえでも、生活面でも、クオリティが改善され、まさに呼吸で革命が起きたと感じています。　今泉大地さん（30代・パラ卓球アスリート）

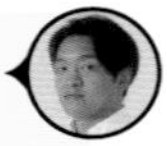

コリがほぐれて呼吸しやすくなり頭もすっきり

呼吸トレを実践したことによって、ふだんコリがひどい肩甲骨回りが温かくなってコリもなくなり、肩甲骨回りの筋肉がゆるんだのを感じました。そのことによって呼吸もしやすくなり、頭もすっきり。その日の睡眠の質はすごくよかったです!　関根朝之さん（30代・マインドフルネスコーチ）

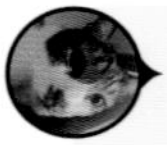

呼吸だけで足首が細くなる即効性!

呼吸トレ体験後、身体の巡りがよくなったのを実感しました。とくに足首回りのむくみに悩んでいましたが、終わった後にビフォアの写真と見比べたら「あれ? 足首ができてる!」と気づけるレベルで、足首が細くなり、脚が軽くなりました。この「即効性」は他では味わったことがありません!

めぐさん（30代・会社員）

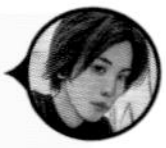

もっと早く呼吸トレに出会えていれば……

日常生活で足が疲れやすいことに悩まされていました。今までたくさんの整体やマッサージを受けましたが、一向に改善されることはなく、「なんとかならないものか」と思っていたときに堀さんのレッスンを受ける機会が偶然あり、鼻呼吸とストレッチというものすごく単純なことで足裏のコリとひざの不調が改善されました。もっと早く呼吸トレに出会えていれば……と思います。

まさみちさん（30代・経営者）

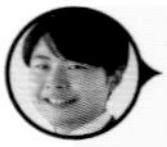

たった5分間の呼吸トレで肩こりが一瞬で解消!

デスクワークで肩がバキバキに固まっていたのを、たった5分間の呼吸レッスンで解消されたときは感動しました!　整骨院やマッサージは効果がその場限りのものが多いですが、呼吸レッスン後は身体がいい状態をキープしようとして、1～2か月は効果が持続すると感じています。10～20分で簡単にできるので、時間がない忙しい方にはとくにおすすめです!ちなみに身体の詰まりがなくなるので、新しいアイデアが浮かびやすくなります（サウナの水浴び後の休憩時間の感覚が近いです）。

古別府拓朗さん（20代・営業職）

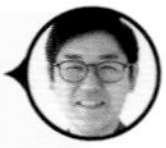

呼吸トレは史上最強のボディメンテナンス術

人の手を借りないとできないうえ、根本の改善になっていないマッサージと比べて、自分の体重を使って自分で治すという点が最大のメリットです。呼吸が与える体への影響は一度体験すれば一目瞭然。いろんなマッサージ、ヨガを体験してきましたが、呼吸トレに勝るボディメンテナンスは他にないと思っております。　佐用雅央（30代・人材育成）

Chapter 3

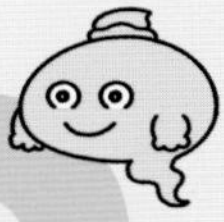

呼吸トレで全身デトックス

呼吸トレで体の中のゴミを洗い流す

本来排泄《はいせつ》されるべき老廃物が体の中に残っていると、それが慢性的な疲れとともに次のような症状を引き起こす一因になるといわれています。

◎むくみ　◎だるさ　◎不眠　◎コリ
◎頭痛　◎消化不良　◎心臓発作
◎高血圧　◎メタボリック症候群　◎肥満
◎便秘　◎肌荒れ　◎アレルギー　など

呼吸トレは、排水溝のヘドロを自分でお掃除するように、老廃物を流す力をアップさせます。つまり**デトックス効果**が抜群なのです。

体に溜《た》まる老廃物とは何か？

一言で言えば、体にとって不要なゴミのことです。

飲み物や食べ物が栄養として利用されたあと不要となった物、新陳代謝によって生じる垢《あか》やふけなどの代謝産物が主なものです。その中には、有害ミネラル（アルミニウム・水銀・ヒ素・カドミウムなど）や、有害化学物質（大気汚染・ベンジン・アスベストなど）もあります。

世の中には、ファスティング、リンパマッサージなど、デトックス法と言われるものがたくさんあります。

しかし本来、私たちの体には「老廃物を出す力」が備わっています。人間は老廃物の7割以上は便として、2割は尿として出しています（朝日新聞掲載の消化器病専門医・松井輝明医師より）。

つまり、**毎日の排泄こそが、デトックスの要《かなめ》**になります。

しかし生活習慣やストレス、運動不足などが原因で、便秘になったり汗をかきにくくなったりすると、体内に老廃物が蓄積してしまいます。

実はいま、日本人の便の量は、50～60年前の半分以下の量に減っているとか。食の変化ももちろん関係していると思いますが、現代人は老廃物を外に出す力そのものが低下しているのではないかと、私は捉えています。

呼吸トレで快便体質を手に入れる――ポイントは「横隔膜」

ドラッグストアでズラッと並んだ便秘薬を見て、どれだけの人が便秘に悩んでいるのだろうと驚いたことがあります。

実際に、日本人の7～8人に1人が、便秘の自覚症状があるそうです（厚生労働省国民生活基礎調査平成25年より）。

最近では、子どもの便秘が増加していることも問題視されています。

しかし、**薬による改善は一時的な回避策に過ぎず、根本的な改善にはなりません。**それどころか腸が刺激に慣れてしまい、次第に効果が出なくなり、ますます薬の使用量が増えていくと、腸の機能はどんどん低下していきます。

便秘の原因は、食事量と水分摂取量の少なさ、過度なストレス、運動不足、トイレを長時間がまんする、筋肉や感覚の衰え、大腸がんや糖尿病といった病気が潜んでいるなど、原因はさまざまです。

腸内環境を整える腸活ブームが、長きにわたって人気なのも、便秘に悩む人がたくさんいるからではないでしょうか。

「腸が停滞している感覚がある」
「食事を工夫しているのになかなか便秘がよくならない」
「夫婦で同じ食事をしているのに、夫は快便。私は便秘」

そんな人には、「おなか回りの呼吸トレ」（80〜81ページ）が本当におすすめです。

便秘でおなかが張ると、呼吸も浅くなり息苦しさを感じた経験はありませんか？

そもそも、呼吸が浅い人は、便秘になりやすい傾向があります。
呼吸が浅いと横隔膜が動かず、その下にある内臓や腸はほとんど動きません。

気持ちよく鼻呼吸をすると、体の内部では**横隔膜**が上下運動を始めます。息を長く吐けるほど呼吸が深くなり、その振動は大きく、腸などの内臓も連動して動きます。

つまり、呼吸が**セルフ内臓マッサージの効果**を発揮するのです。

便通は「健康のバロメーター」と言われるくらい、私たちにとって重要な生理現象です。便秘に悩んでいる方はぜひ、「おなか回りの呼吸トレ」で、硬くなった腸の癒着を剥《は》がし、血液と酸素を体中に巡らせましょう。

がんこな便秘とさようならすれば、下腹ぽっこりまで一緒に解消です。

滞りやすい場所は体の「際（きわ）」

肩を指圧するとゴリゴリしたものがあって、その正体はなんだろうと思ったことはありませんか。体にはそもそも、滞りやすい場所があります。

それは「関節」「筋肉」「骨」と「筋肉」の間、つまり際の部分などです。

ゴリゴリの正体は、ズバリ筋肉です。老廃物の蓄積によって筋線維が収縮してしまうことで、ゴリゴリと硬くなってしまうのです。

体には約400の筋肉があり、層のように重なりあっています。

隣り合う筋肉同士が摩擦を起こすことなく、それぞれの方向性と伸縮性を保ちながら、円滑に働くことができるのは、筋膜のおかげです。

筋膜は、筋肉を包んでいる膜で、体全体に網の目のように張り巡らされています。長時間を同じ姿勢でいることが原因で、網の目の隙間にある水分が失われると、筋膜同士が癒着して、痛みが生じます。筋膜のよじれやねじれが姿勢の歪《ゆが》みの原因になり、しこりができたり、筋肉そのものの動きも悪くなり、血液やリンパの流れが滞って、老廃物や不要な水分を排出しにくくします。

体のむくみや、太もも裏やお尻にできやすいセルライトも、老廃物や余分な水分が脂肪細胞にくっついて肥大化したものです。

筋肉と骨は筋膜を通じて全身でつながっているため、筋肉や筋膜の動きが悪ければ、骨の際の部分の動きや滑りも悪くなります。

リンパ液が滞るとむくみの原因に

リンパ液は関節付近にあるリンパ管を通って、全身を流れています。

リンパ液は毛細血管からにじみ出た余分な老廃物を回収する働きをしています。また、体内に侵入した細菌やウイルスをとらえてリンパ節に運びます。急な発熱などで体の節々が痛んだりするのはそのためです。

リンパ管を流れるリンパ液は、血液のように心臓やふくらはぎのポンプ機能によって流れているわけではありません。リンパ液は筋肉の運動で流れるので、**一日中座りっぱなしや運動不足などが続くと、リンパ管が集まる関節に老廃物が滞るようになる**のです。

それが、**むくみやだるさ、冷え**などにつながると言われています。

動かしていない筋肉はボケて滞る

滞りやすい場所があるとはいえ、**滞る一番の原因は、私たちが動かしていないから**です。

使っていない筋肉はちょっとボケています。

私たちがしばらく会っていなかった知人の名前をすぐに思い出せないのと同じで、しばらく動かしていない筋肉は「私ってどう動いてたんだっけ?」と、動き方を思い出すところから起こしてあげないといけません。

私たちが普段、ほぼ毎日同じ時間に起き、同じような朝食を食べ、同じ道を歩き、同じ電車に乗り、同じ会社に行き、同じ仲間に会い、同じような仕事の流れ、同じような流れで家に帰り……就寝と、ほぼ同じパターンを繰り返す生活では、あいにく体の動作も、筋肉の動きもほぼ同じということです。

当たり前のように聞こえるかもしれませんが、基本的に人は、目に見えて手が届く範囲でしか作業をしません。わざわざのけぞって物をとったり、体をひねりながらパソコンと向き合うようなことはしていませんよね。

首の痛み、肩こり、腰痛、膝痛、股関節《こかんせつ》痛、ふくらはぎのむくみなどを訴える方が多いのは、それらの筋肉や関節をほぐす動作が日常生活にないからと言えます。

とはいえ、日常の生活スタイルを変えるのはなかなか難しいでしょう。

そのため呼吸トレでは、日常の動きの中にない、背面部分を絞る動作や、ひねり、固まりやすい部位をストレッチする動きが入っています。

呼吸トレで筋肉を動かすと、脳が「この筋肉使ってるんだね！」と、認識して脳と体が再コネクトします。

硬くなった部位を久々に動かすときには癒着により若干痛みを伴うこともあり、ギシギシする体に心がひるみそうになるかもしれませんが、そんなときこそ「痛み」に意識をフォーカスせず、**「息を吐きながら動かす」ことに集中して動かしましょう。**すると、固まっていた筋肉が徐々にしなやかに伸びだします（強い痛みが生じる場合はやめてください）。

身体からのメッセージを受け取る
──痛みは悪者ではなくあなたのパートナー

本来、猫背で頭を突き出しているような姿勢は、二足歩行の人間にとってバランスが悪く不快なことです。しかし人間は習慣の動物なので、潜在意識によって、不快な姿勢でも普通に日常を送ることができてしまいます。

でも、慢性的な痛みを抱えていたり、疲れやすかったり、歪みが生じていたりした状態は、体を正常に保つために、たくさんのエネルギーを消耗するため、体にも無理をさせてしまうのです。

本来、私たちは痛みを感じることで、体になんらかの異常や不具合が生じていることに気づきます。

痛みは体が「気づいて！」「休んで！」「治して！」「ゆるめて！」「もっと寝て！」と発している声なき声です。あなたを困らせたいわけではなく、体なりのコミュニケーションをとろうとしているのです。

痛みを薬でごまかしながら体を酷使するのは、自分へのパワハラです。

あなたが〝あなた〟という会社の社長だとしたら、頭部、鼠蹊部《そけいぶ》、消化器官、末端神経などの各部署から訴えられるようなブラック企業になってはいないでしょうか？

痛みが音声オンで「痛い～痛い～痛い～」と、朝から晩まで叫び続けていたら、何も手につかないですよね。それをせず、体はあなたを黙々と支えてくれています。

痛みを感じたら「わたしの体、こんなに頑張ってるんだ。酷使してごめんね。そしてありがとう」と、対話してあげてください。

それでも痛みを無視し続けたら、やがて体は「これ以上は命が危ないよ」と、あなたを守るために強制停止を選ぶほかなくなります。

あなたの人生において、一番長く付き合うパートナーは、他の誰でもないあなたです。体と心の両方を合わせた、自分とのコミュニケーションを大切に過ごしていきたいものですね。

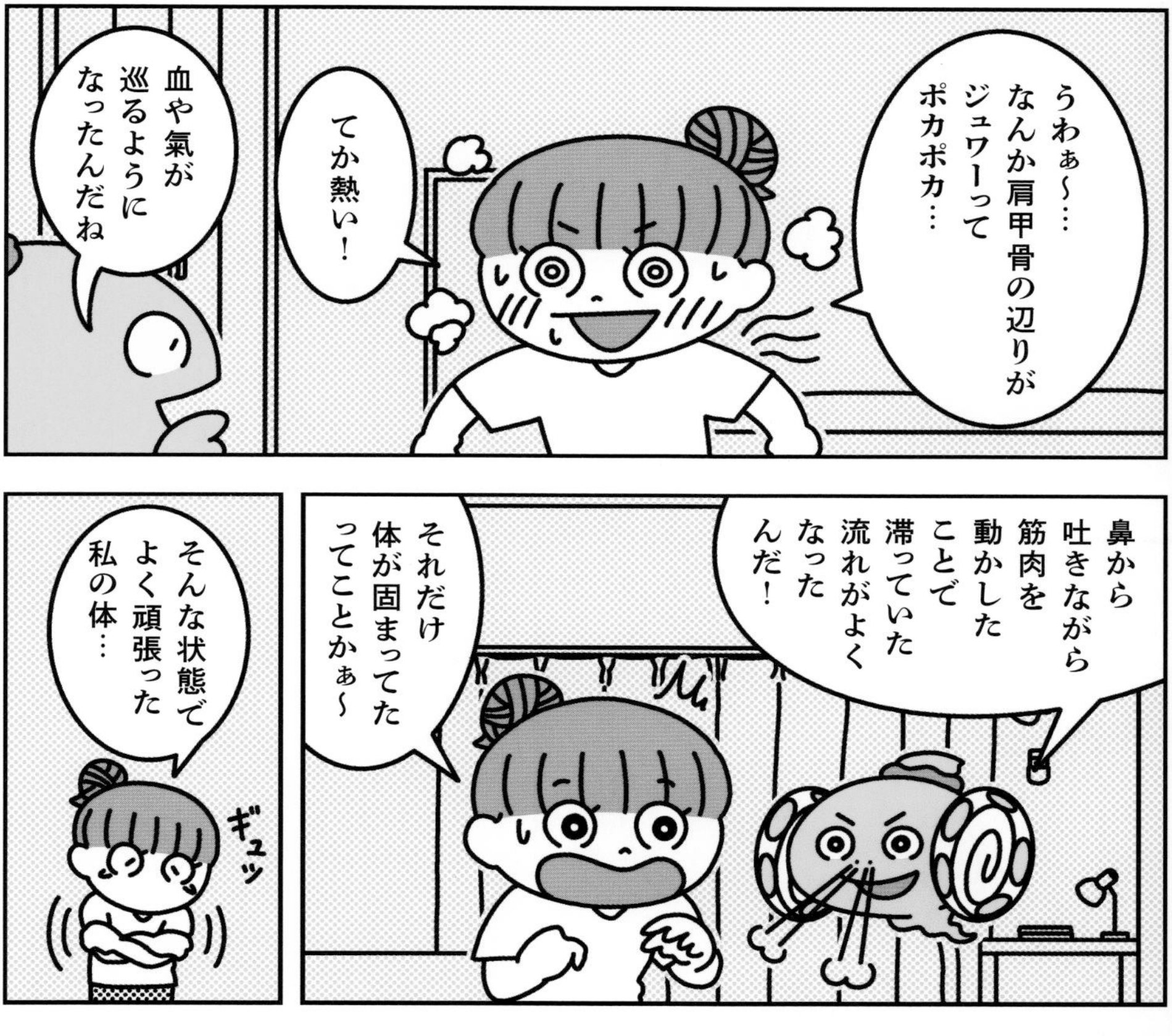
うわぁ〜…
なんか肩甲骨の辺りが
ジュワーって
ポカポカ…
てか熱い！
血や氣が
巡るように
なったんだね
鼻から
吐きながら
筋肉を
動かした
ことで
滞っていた
流れがよく
なった
んだ！
それだけ
体が固まってた
ってことかぁ〜
そんな状態で
よく頑張った
私の体…
ギュッ
深いところで固まった体は
氷のようにガチガチだからネ
マッサージでは届かない深部に
セルフアプローチできるよ！
巡りがよくなって
生まれた熱が
体のコリを溶かして
くれるんだ！
カチーン
セルフならお金も時間も
節約できる！ありがたい〜!!

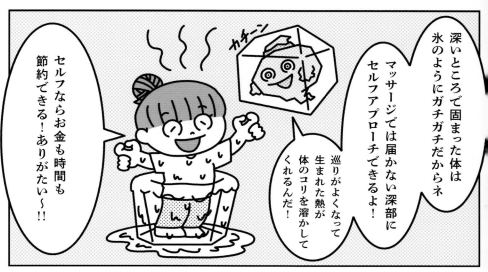

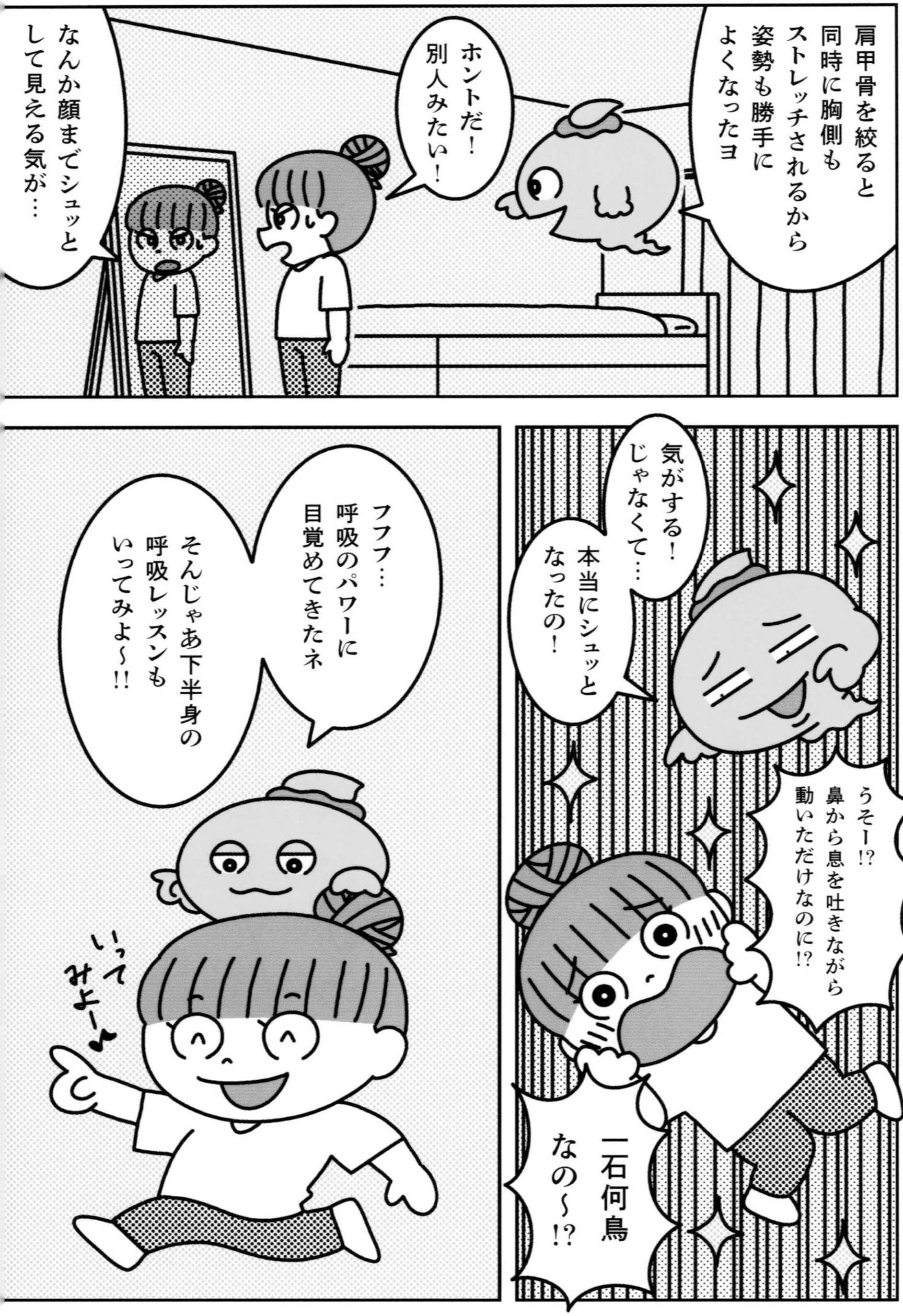

肩甲骨を絞ると同時に胸側もストレッチされるから姿勢も勝手によくなったヨ
ホントだ！別人みたい！
なんか顔までシュッとして見える気が…
気がする！じゃなくて…本当にシュッとなったの！
うそー!?鼻から息を吐きながら動いただけなのに!?
一石何鳥なの〜!?
フフフ…呼吸のパワーに目覚めてきたネ
そんじゃあ下半身の呼吸レッスンもいってみよ〜!!
いってみよー♪

呼吸トレ

Training

3

下半身

LESSON 13

もも裏の呼吸トレ

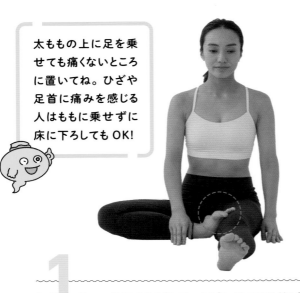

太ももの上に足を乗せても痛くないところに置いてね。ひざや足首に痛みを感じる人はももに乗せずに床に下ろしても OK!

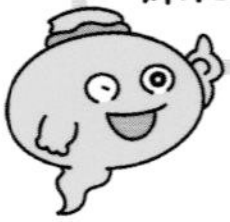

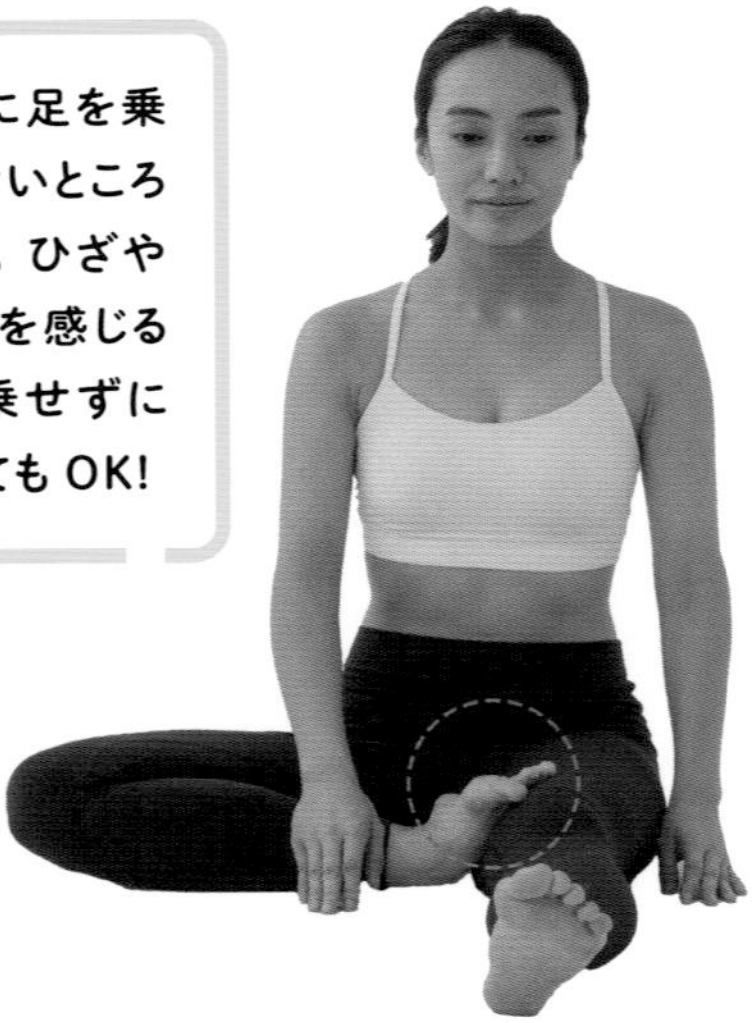

STEP 1 片足を伸ばして、曲げた足の甲を伸ばした足のもも上に乗せる。

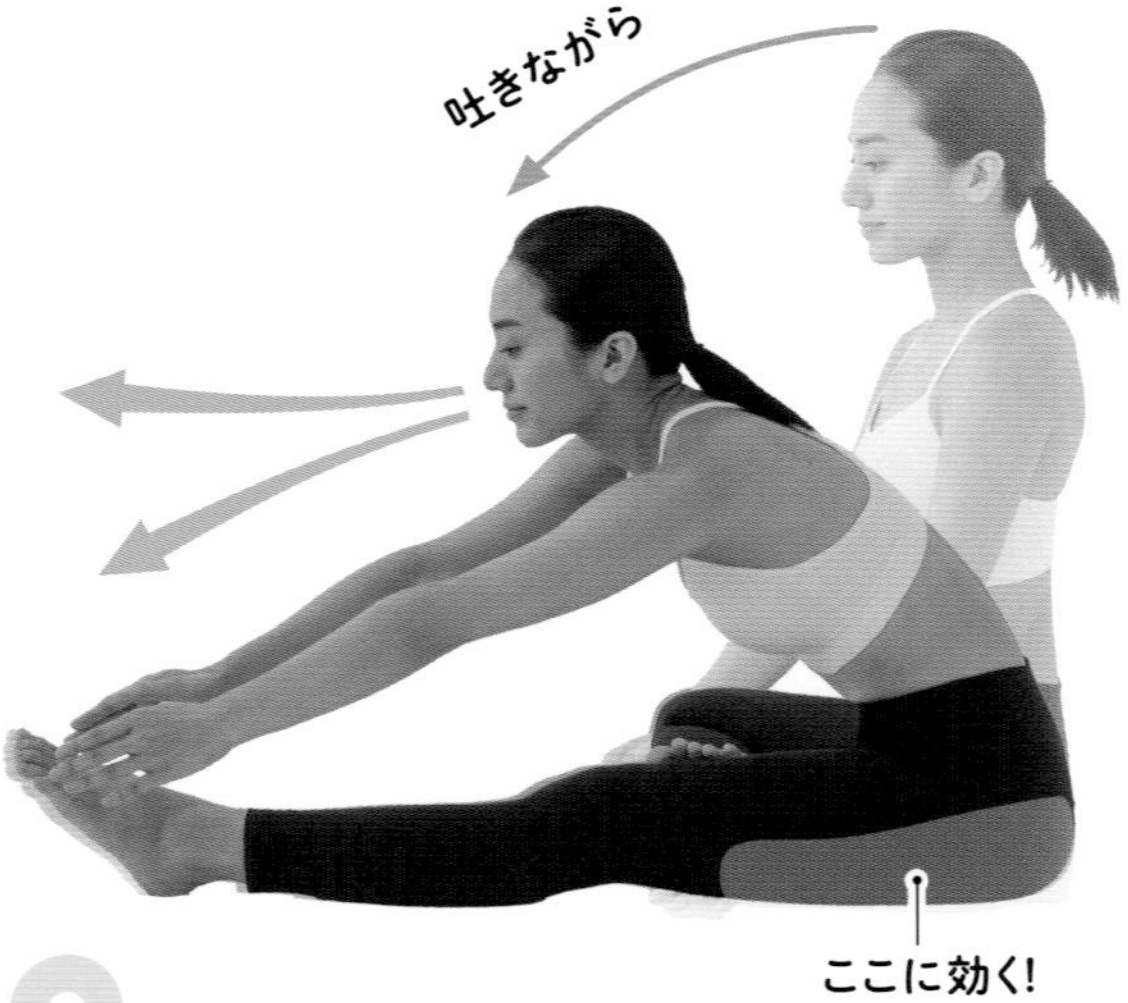

STEP 2 鼻から息を吐きながら前屈する。背中が曲がらないように、胸から前に出していくイメージで。

効く POINT

デトックス機能 UP
もも裏のストレッチ
むくみ解消
腰の張り
生理痛
下半身のリンパを流す

動画を観ながら一緒にやってみる

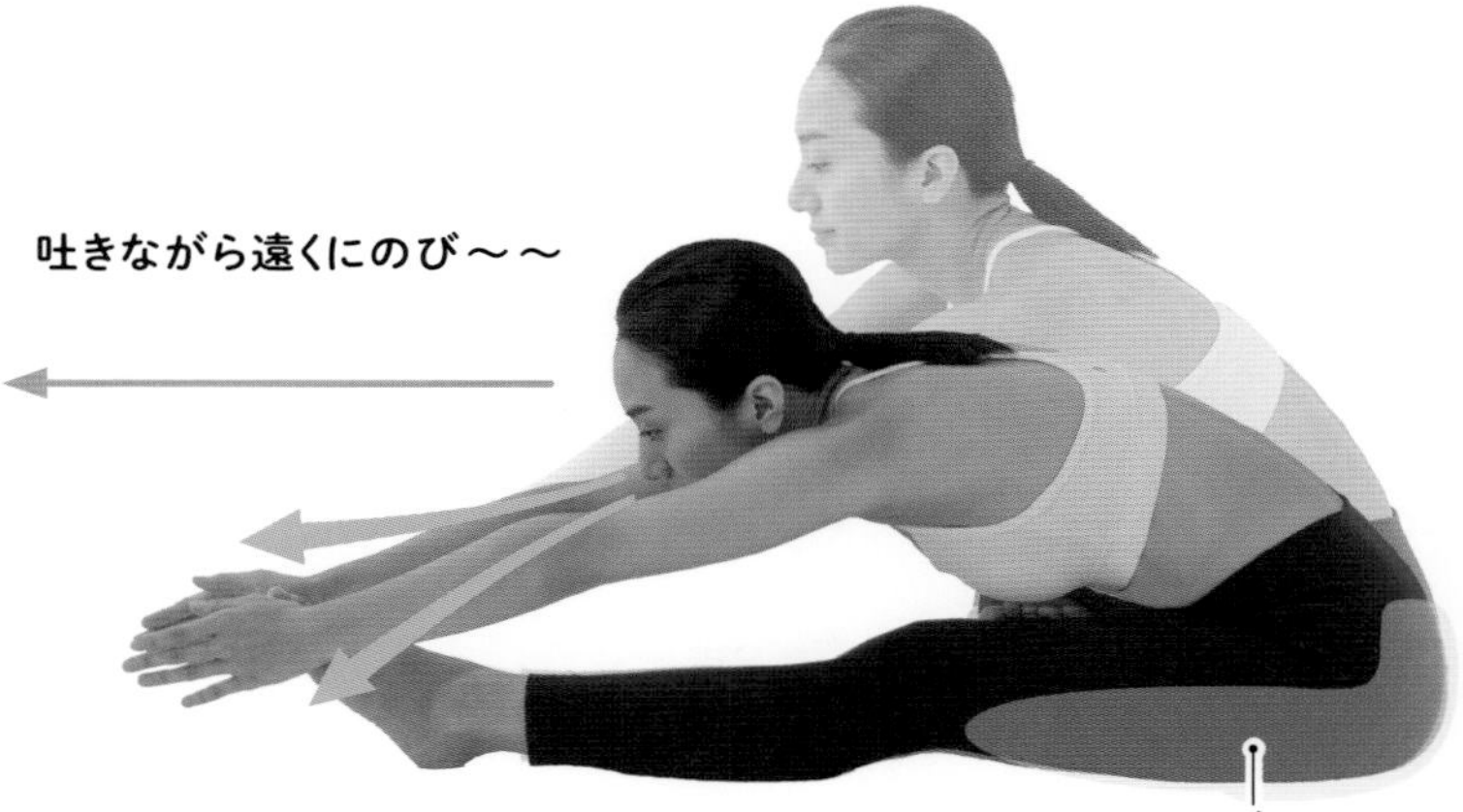
吐きながら遠くにのび～～
のび～～

↓

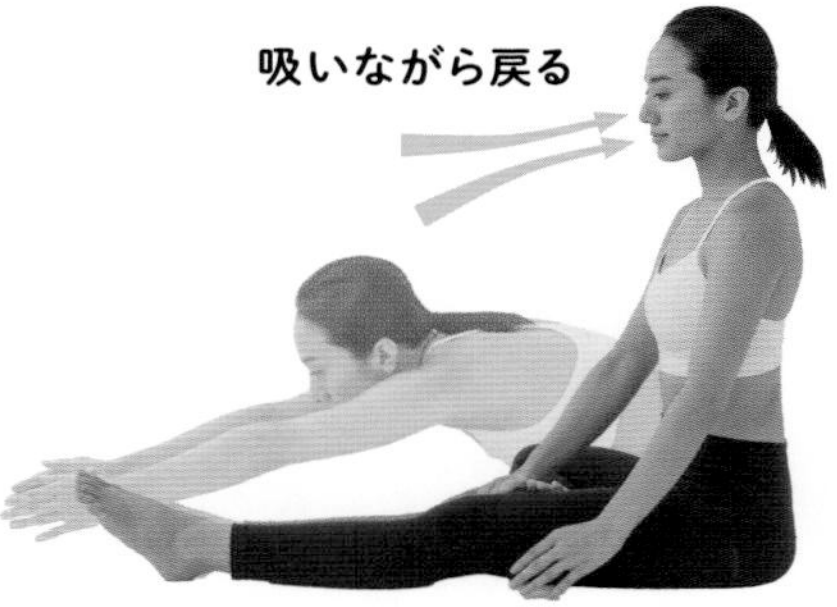
吸いながら戻る

STEP 3 鼻から息を吸いながら元の位置に戻る。
これを 5 ～ 10 回繰り返す。反対の足も同様に行う。

もも裏が硬くて前屈がつらい人は、手を伸ばさず床に沈むように前屈しよう。

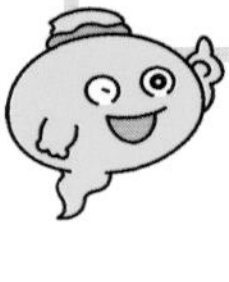

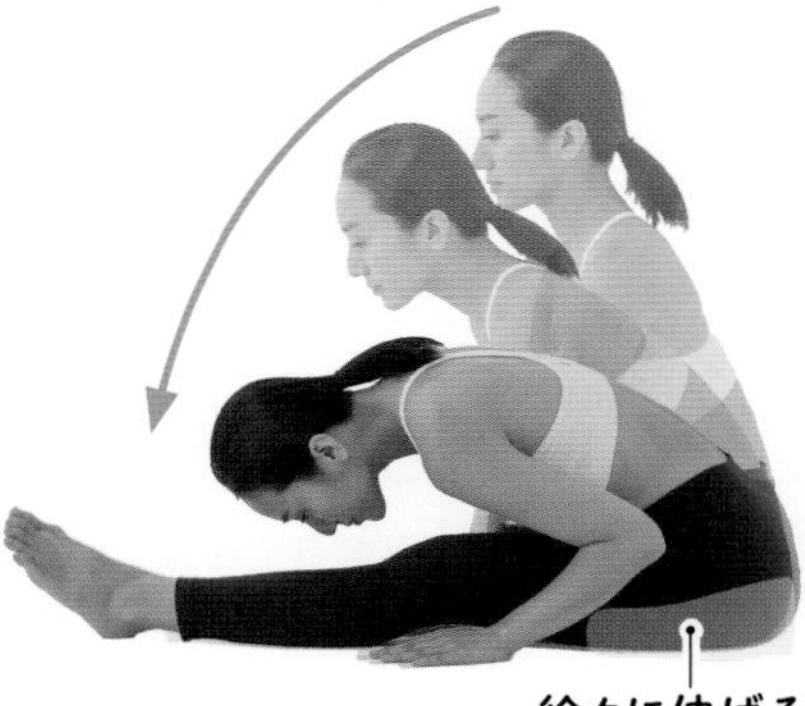
徐々に伸ばそう!

LESSON 14

おしりの呼吸トレ

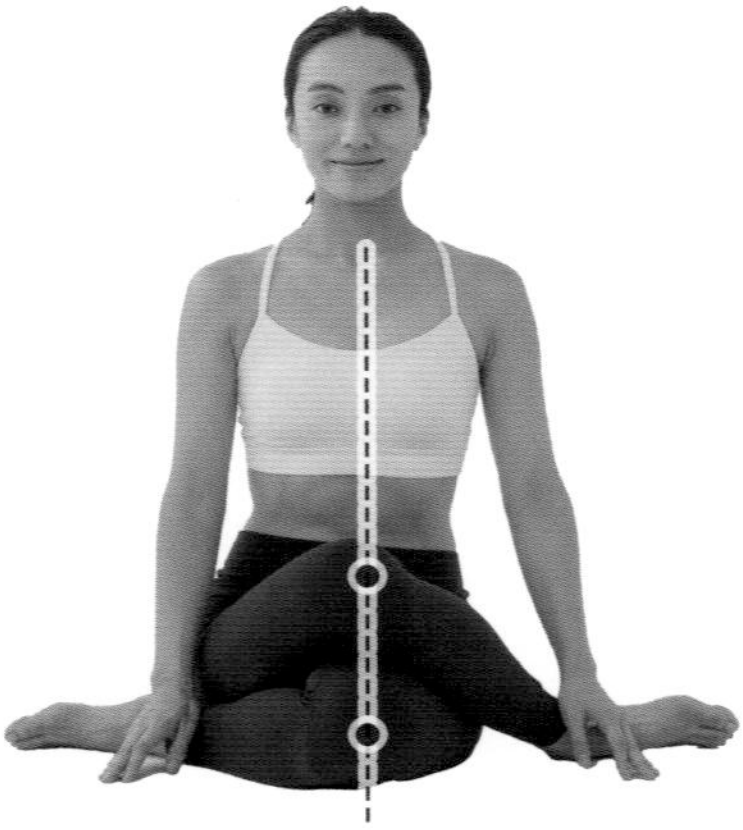

STEP 1

両ひざの頭が一直線になるように、あぐらをクロスさせるように足を重ねる。

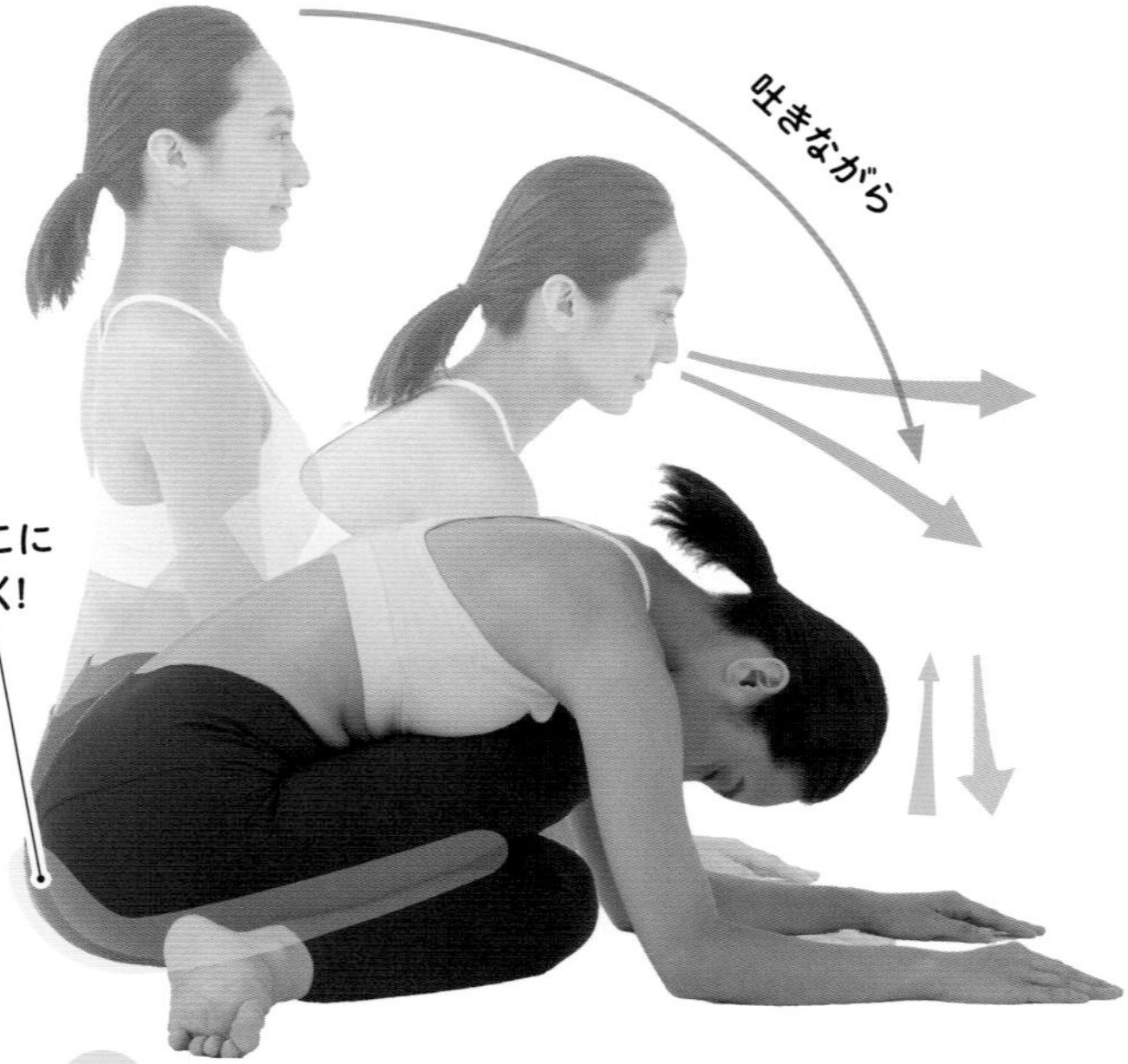

STEP 2

息を吐きながら前屈し、体が深く沈んだところで基本の呼吸をしながら 10 ～ 30 秒キープして、お尻からもも裏をじっくり伸ばす。

効く POINT

デトックス機能 UP
もも裏のストレッチ
むくみ解消
腰の張り
生理痛
下半身のリンパを流す

動画を観ながら一緒にやってみる

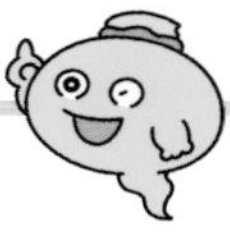

トレの効果

この呼吸トレは、鼠径部の詰まり、もも裏、お尻を全部まとめてストレッチできる。下半身の血流がアップして、トレーニング後に足が軽くなっているのを感じてみて!

あぐらのクロスについて

お尻やもも裏が硬くなってしまっていると、最初から両ひざの頂点を縦一直線に重ねるのがつらいよね。そんな場合は浅いクロスから始めて、徐々にひざが近づいていくように試そう!

徐々にひざを近づけていこう!

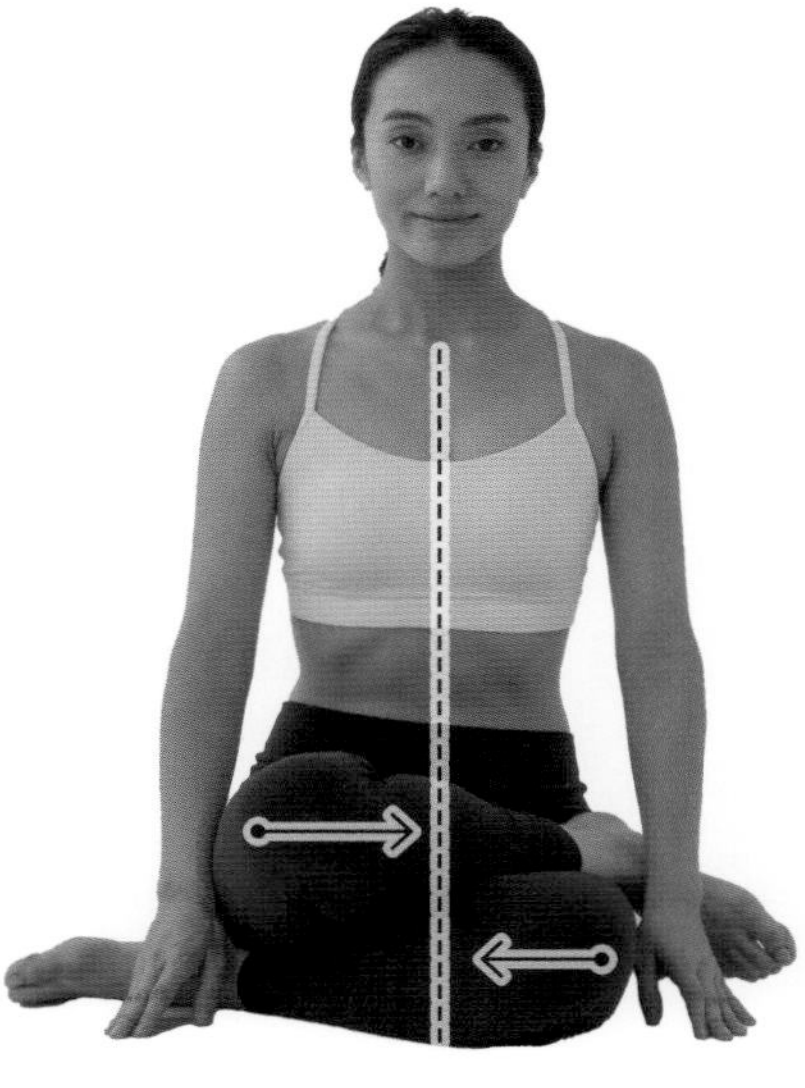

最初は浅いクロスで OK!

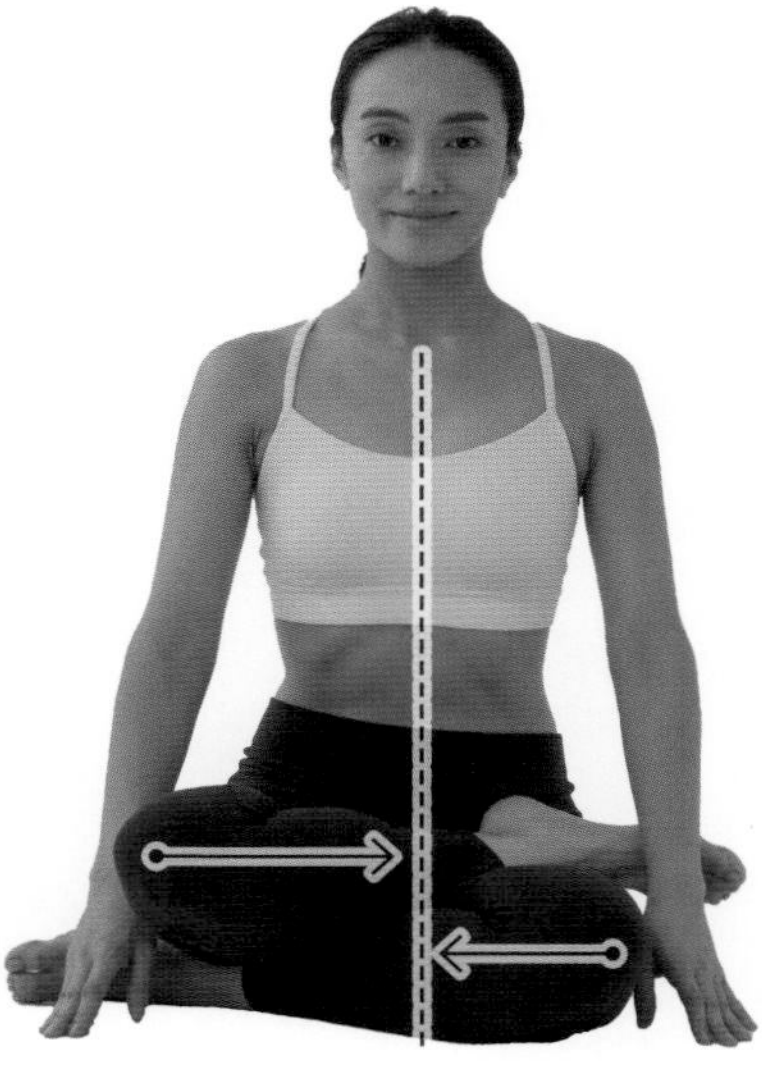

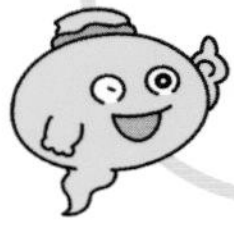

前屈してお尻、もも裏のストレッチができてきたら 段々と上の写真のように膝が重なるようにしていけばいいよ!
このあぐらのままテレビを見たり、パソコンなどの「ながら作業」をしても OK!

LESSON 15

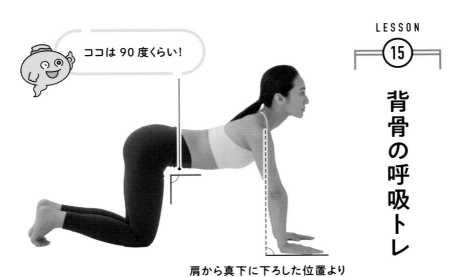

背骨の呼吸トレ

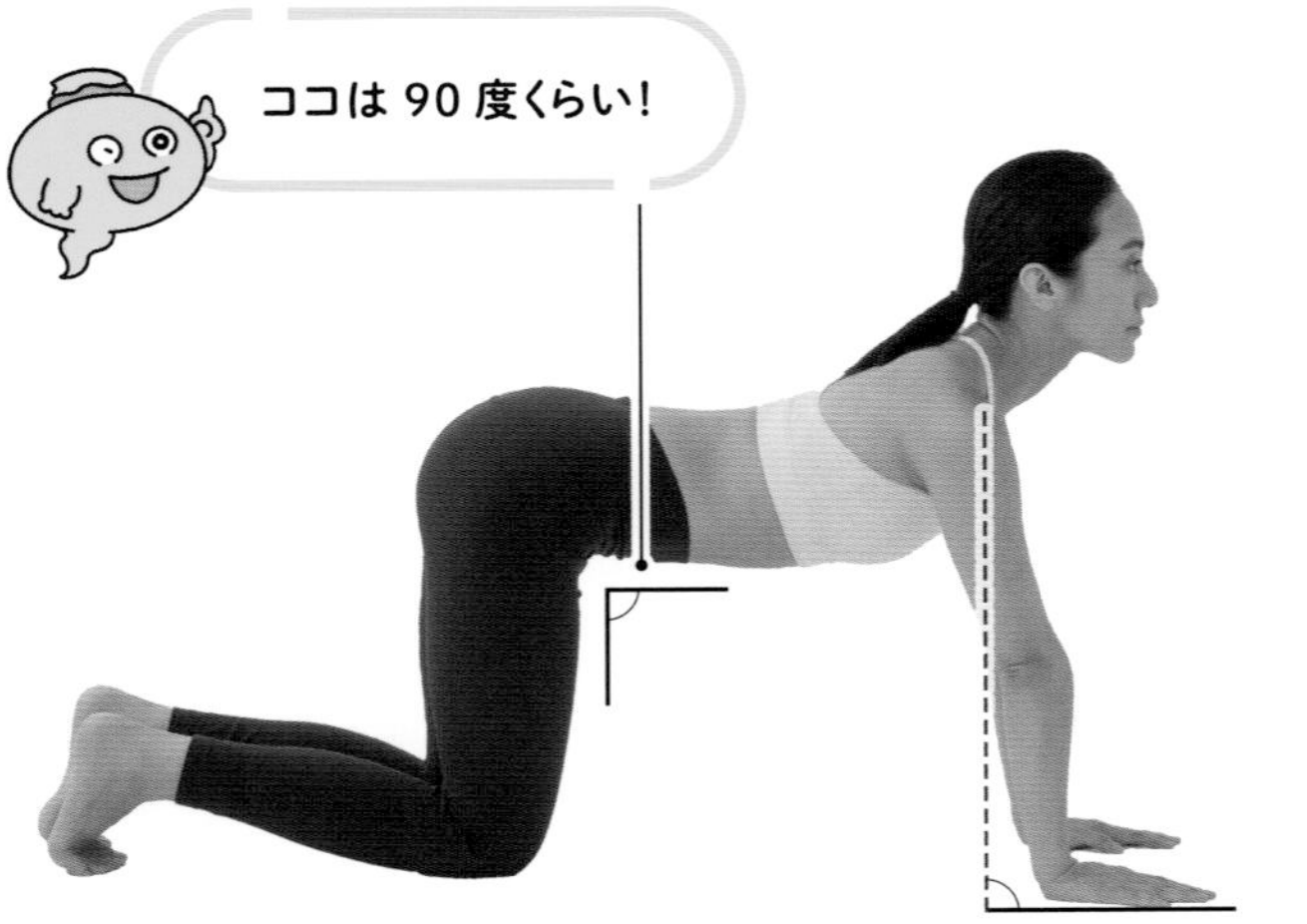

肩から真下に下ろした位置より
少し前に出した場所に手を置く

STEP 1 四つん這いになる。

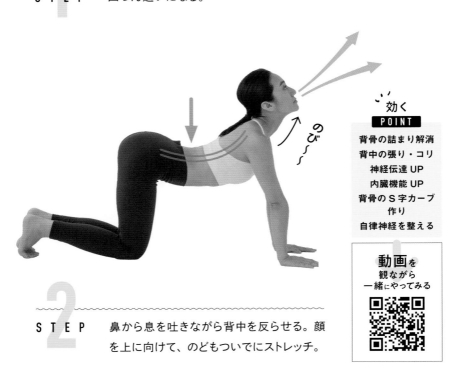

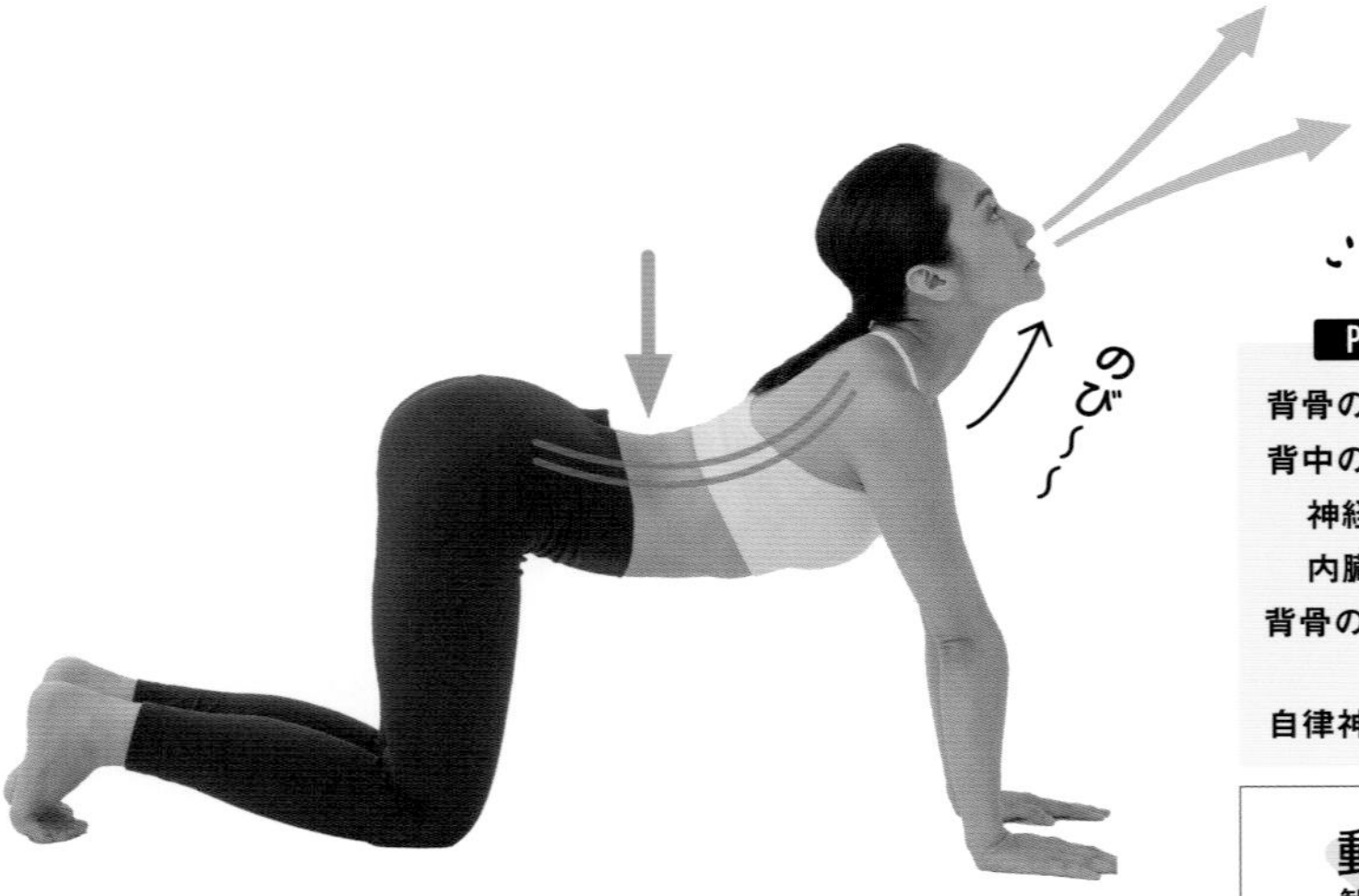

効く POINT

背骨の詰まり解消
背中の張り・コリ
神経伝達UP
内臓機能UP
背骨のS字カーブ作り
自律神経を整える

動画を観ながら一緒にやってみる

STEP 2 鼻から息を吐きながら背中を反らせる。顔を上に向けて、のどもついでにストレッチ。

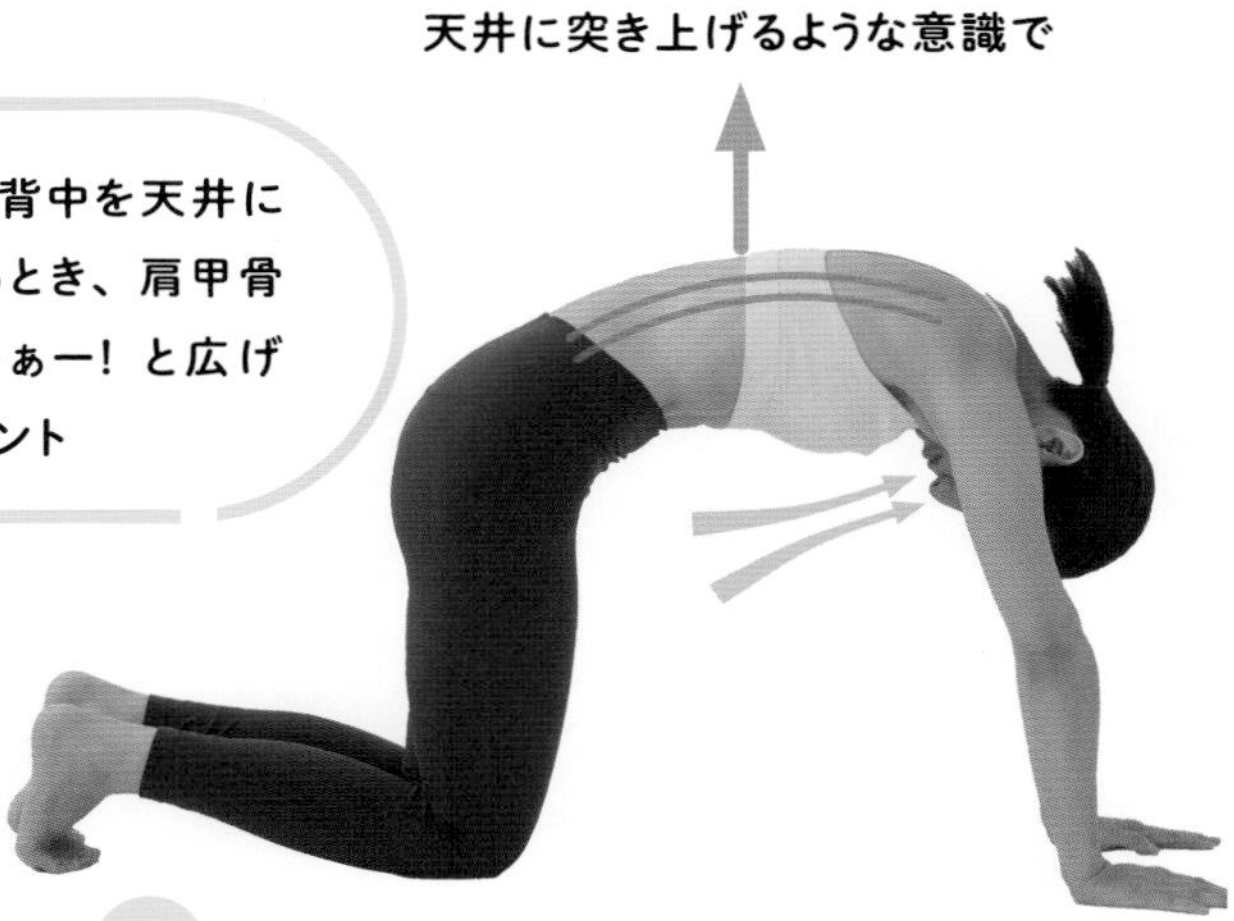

息を吸って背中を天井に突き上げるとき、肩甲骨の間をぐわぁー! と広げるのがポイント

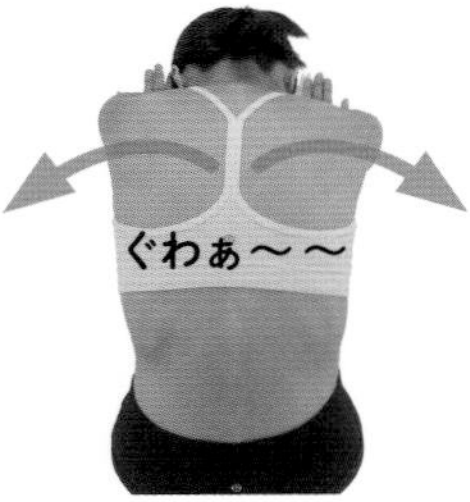

STEP 3 鼻から息を吸いながら背中を丸める。
呼吸に合わせて、反る・丸めるを 5 〜 10 回。

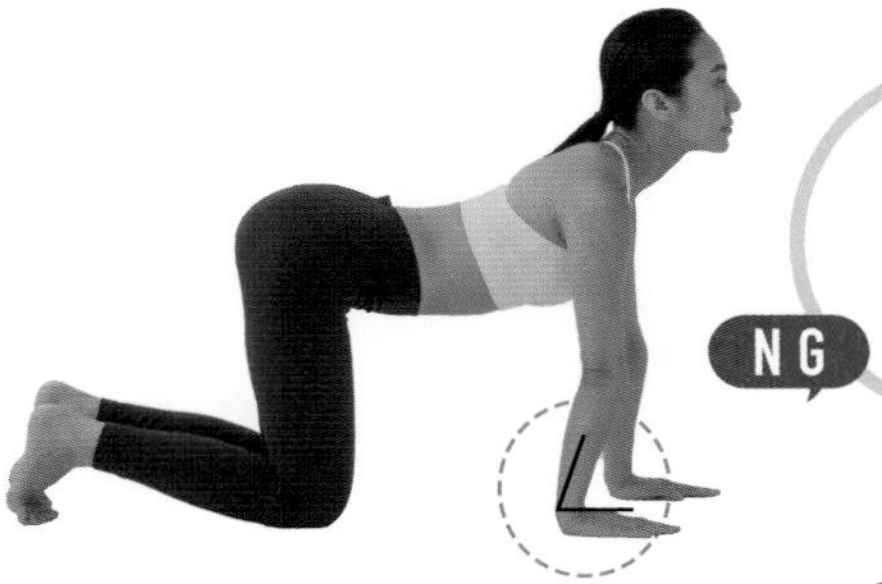

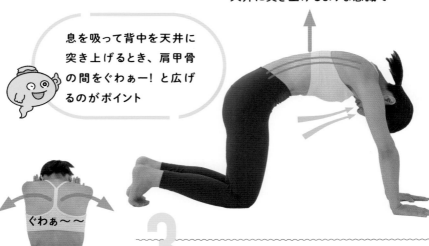

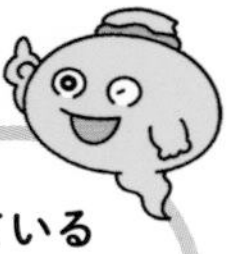

手首が鋭角になっていると、痛めやすくなるので、注意だよ!

手首が弱い人はひじを付いてやるのも OK

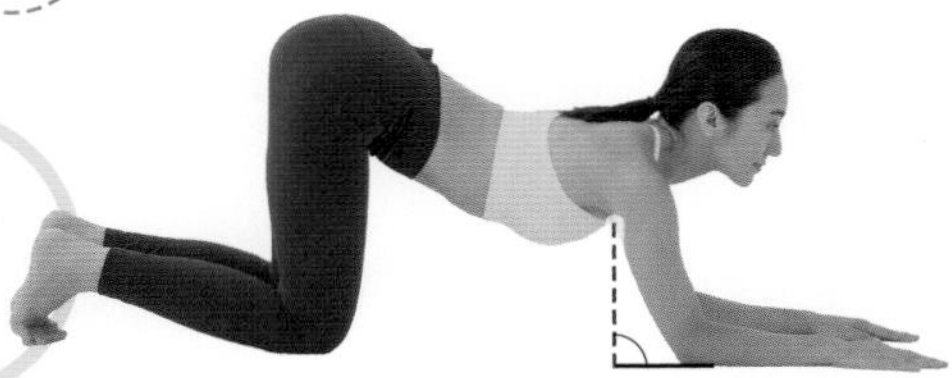

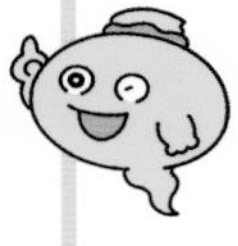

背骨は体の軸となるとっても重要なポイント!美しい S 字カーブを作り、詰まりのない背骨にすることで、神経が集中している脊柱の働きを活性化するよ。体への神経伝達がスムーズになって内臓機能も UP！

LESSON 16

足のむくみスッキリ呼吸トレ

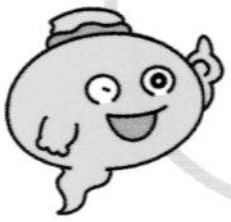

ゴロゴロしているときや、パジャマに着替えて寝る前にベッドの上でやっちゃおう!

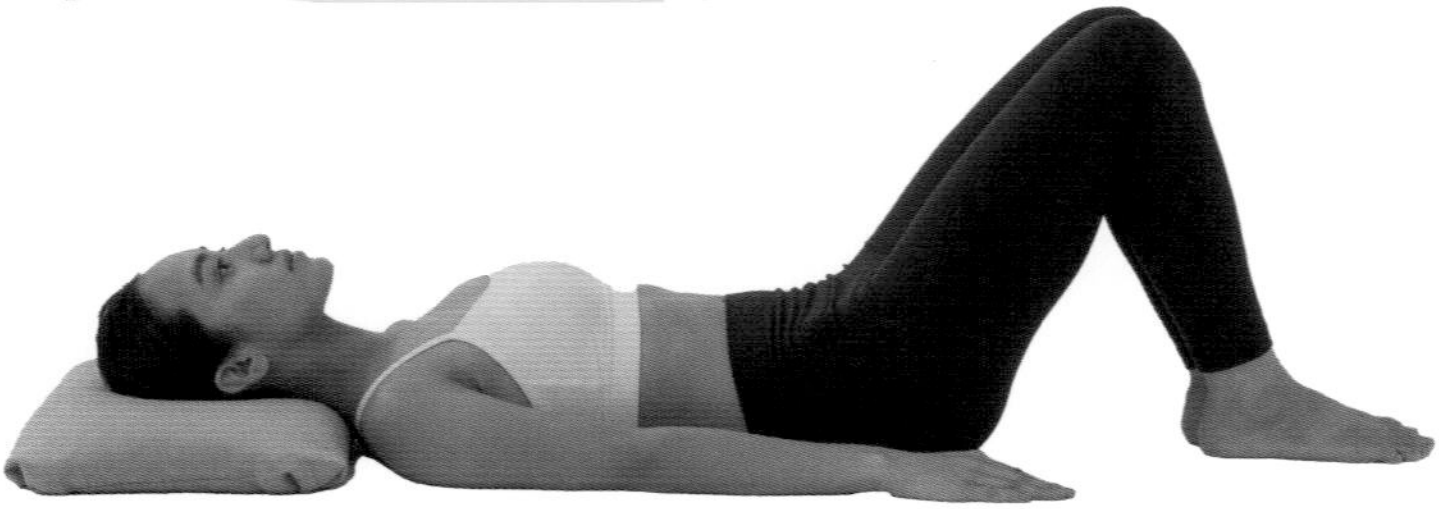

STEP 1　仰向けに寝てひざを曲げる。

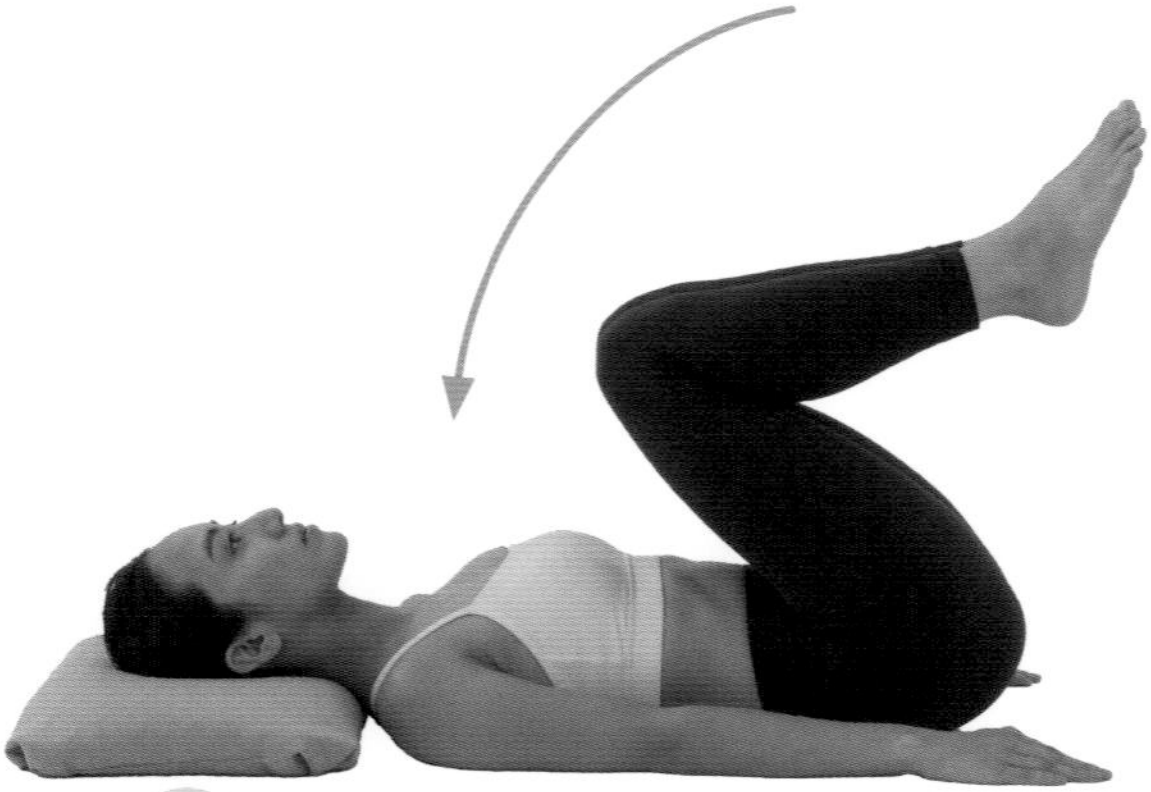

STEP 2　ひざをおなかに引き付けるようにして足を持ち上げる。

効く POINT

ふくらはぎのむくみ解消
下半身のリンパを流す
下半身の血流改善
下半身の冷え

動画を観ながら一緒にやってみる

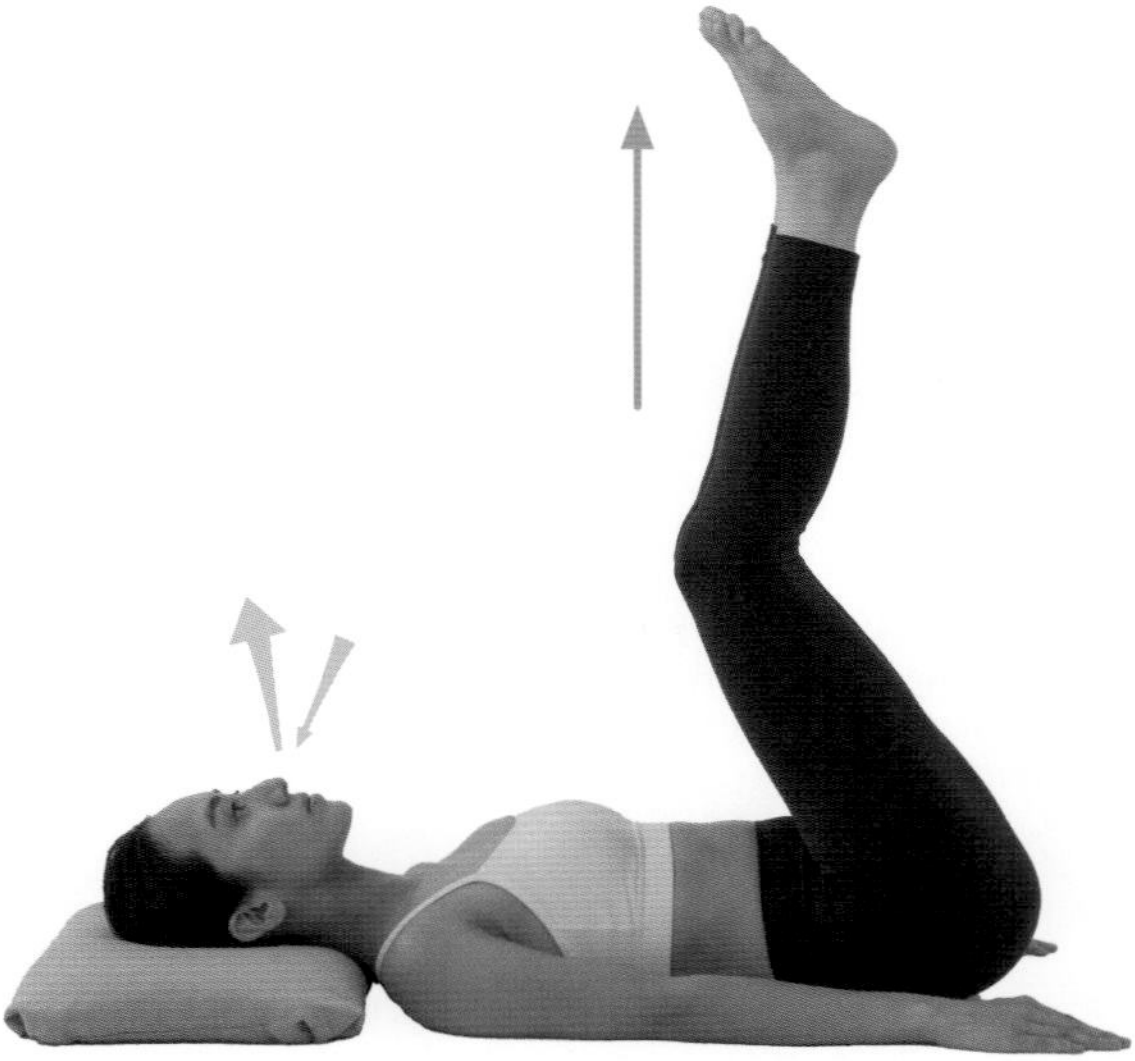

STEP 3 足を上に伸ばし、基本の呼吸で 30 秒〜 1 分キープ。
足を降ろすときもひざを曲げて
ゆっくり降ろす。

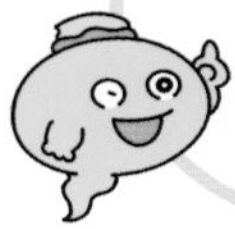
足を上げてキープしていると、足先で滞っていた血流がスーーッと流れるのを感じるよ。

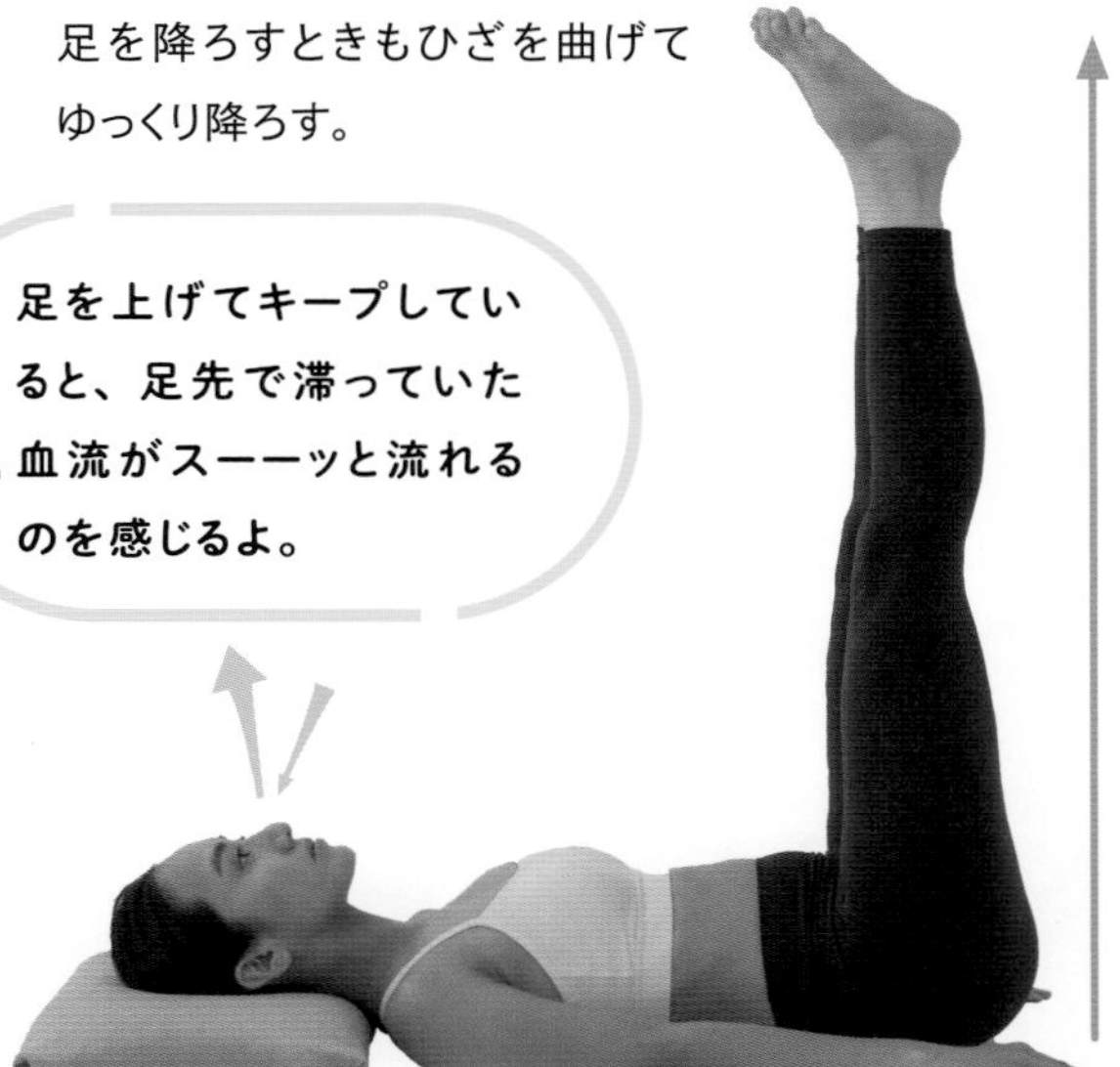

さらにTRY

STEP 4 ひざ裏を伸ばして、足をさらに伸ばした状態で基本の呼吸をしながら 30 秒〜 1 分キープ。

呼吸トレ 体験者の声②

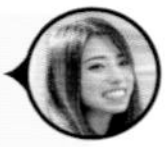

あきらめていた腰骨のズレが治った!

学生時代に部活中に腰骨を骨折してしまい、それから15年以上、慢性的な腰痛を抱え、腰の骨も手で触れてわかるぐらいズレていました。もう治らないと思ってあきらめていましたが、呼吸を鼻呼吸に変えてストレッチをしただけで、腰骨の出っ張りがなくなってしまいました! 信じられませんでしたが、呼吸を意識して5～10分程度動いただけです。「呼吸」の絶大さを体験しました。 西片聖里加さん（30代・フィジカルセラピスト）

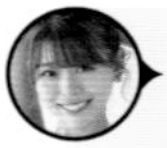

呼吸トレでよりよい人生の選択ができるように

イヤなことがあったとき、人間関係でモヤモヤしたとき、鼻から茶色い呼吸（マイナスなもの）を吐いて、鼻からピンクの呼吸（プラスのもの）を吸い込むイメージで呼吸するだけでデトックスできるようになりました。呼吸トレで人間関係も仕事も本当に心地いいと思うものだけを選べるようになりました。

Nokoさん（30代・パーソナルトレーナー）

仕事中でもできるのがいいですね

呼吸トレのおかげで、ゴルフなどをしても体を痛めることが少なくなりました。仕事で行き詰まったときや頭を整理したいときに呼吸トレをすることでいったんリセットできます。仕事中でも簡単に取り入れられますので、とてもおすすめです。 田中幸治さん（50代・経営者）

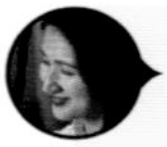

視野が広くなり、見える世界の彩度が増した

呼吸に丁寧に集中してレッスンを進めるにつれ、次第に頭がクリアになり、身体の滞りがスムーズになるのを感じます。気づけば呼吸が深くなり、視野が広くなり、見える世界の彩度が増し、きらめきだす。本当に自分が大事にしたいことに集中できるようになると感じました。

小島あり彩さん（30代・ブランドプロデューサー）

呼吸の変化だけで全国大会優勝!

プレイ中に心も身体もリラックスしていく摩訶不思議な感覚を、「鼻で吐く呼吸」で手に入れて逆転優勝することができました。終始劣勢のなか、僕を救ってくれたのは「鼻呼吸」。呼吸トレと出会えてなければ、優勝は実現しなかったでしょう。 岡野康幸さん（40代男性・卓球コーチ）

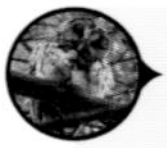

慢性的な肩こりと頭痛が改善

肩こりがひどく、時々激しい頭痛がするほどひどいのですが、堀さんに教えていただいた呼吸法を実践してみたら、肩が動きやすくなり、肩こりも頭痛も改善しました。週1回通っているピラティスの先生にも「可動域が広がってきたね」と驚かれました。 じゅんさん（50代・税理士）

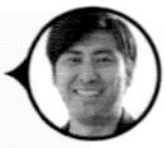

呼吸を通じて自分との対話ができる

鼻呼吸をしながら呼吸トレをすることで、ふだん使っていない体の部分がたくさんあるのを実感します。体験を通じて、自分の体との対話の重要性が身に沁みました。 早川良太郎さん（40代・経営者）

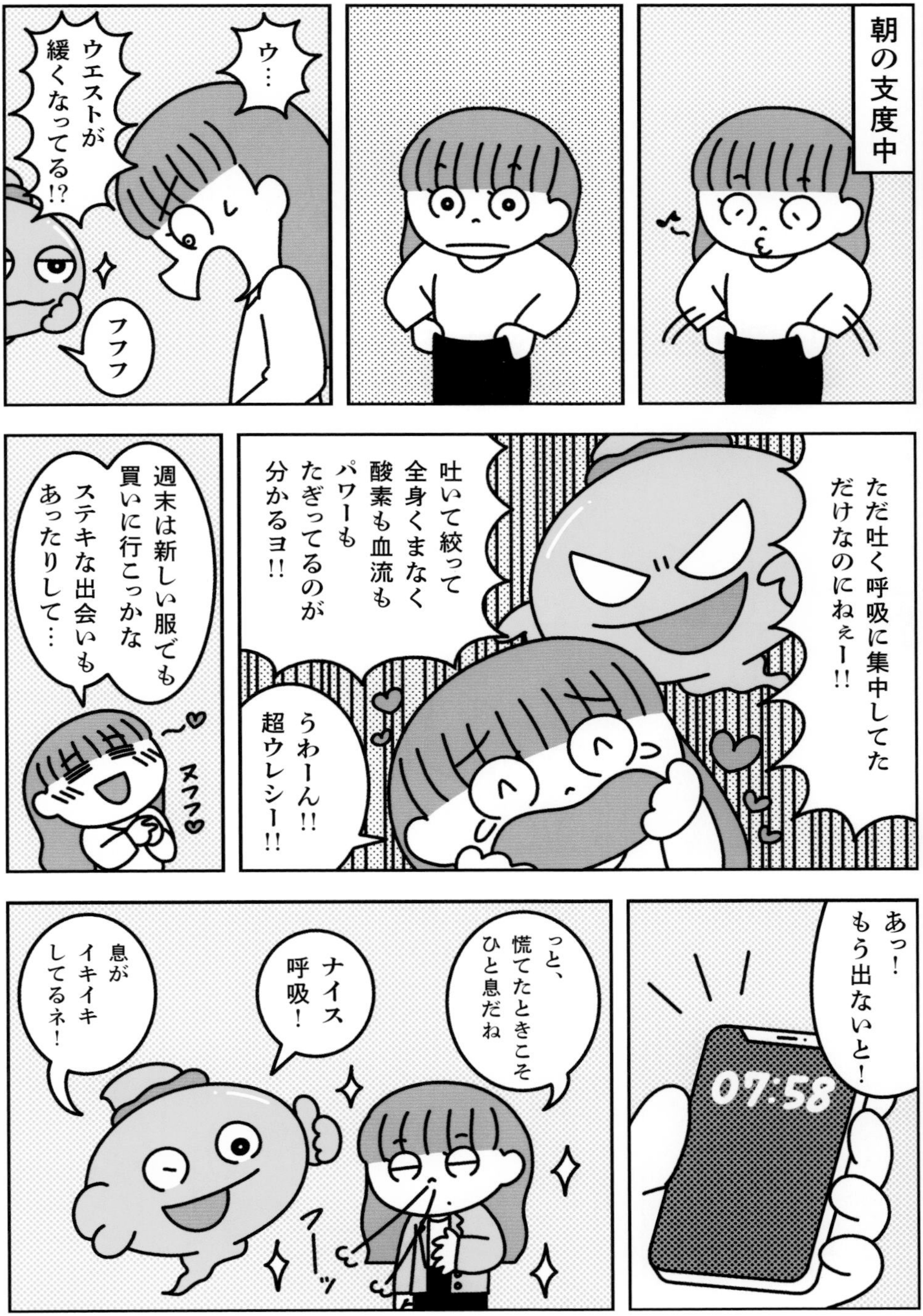
朝の支度中
ウ…
ウエストが緩くなってる!?
フフフ
ただ吐く呼吸に集中してただけなのにねぇー!!
吐いて絞って全身くまなく酸素も血流もパワーもたぎってるのが分かるヨ!!
うわーん!! 超ウレシー!!
週末は新しい服でも買いに行こっかな ステキな出会いもあったりして…
ヌフフ
あっ! もう出ないと!
07:58
っと、慌てたときこそひと息だね
ナイス呼吸!
息がイキイキしてるネ!
フーーッ

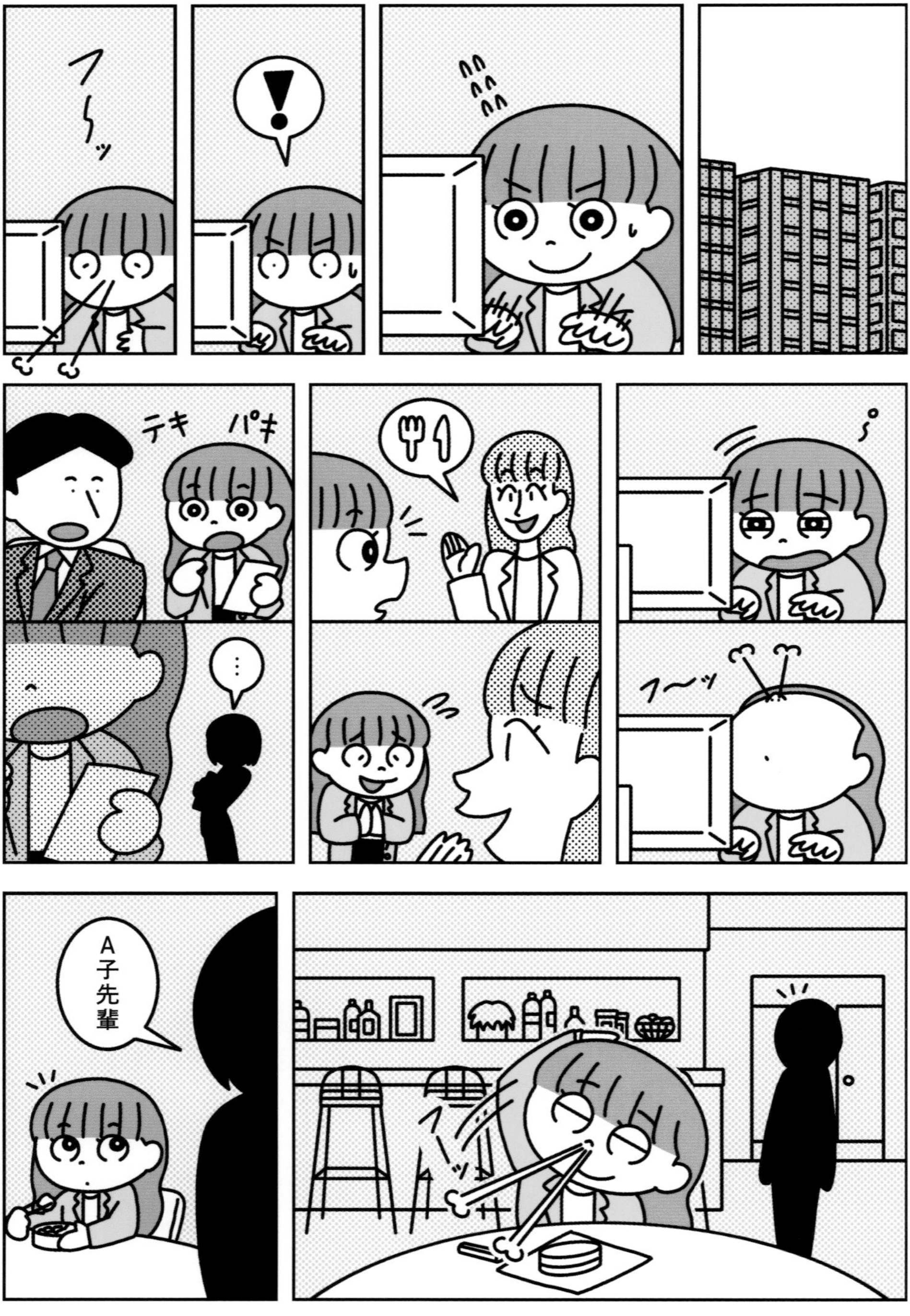
フ〜ッ
!
テキ
パキ
…
フ〜ッ
A子先輩
フ〜ッ

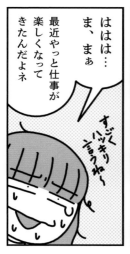

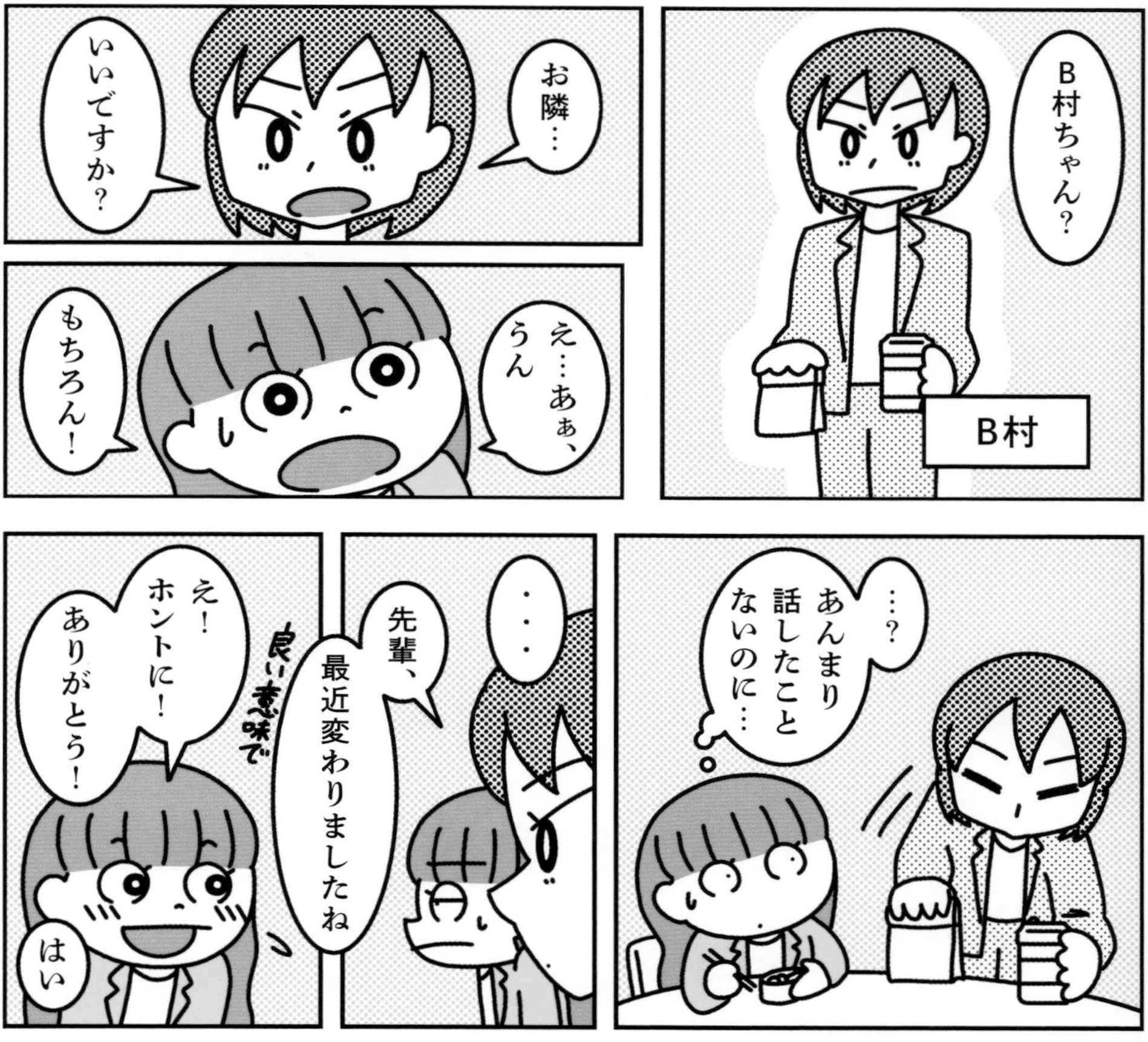
B村ちゃん?
B村
お隣…
いいですか?
え…あぁ、うん
もちろん!
…?
あんまり話したことないのに…
・・・
先輩、
最近変わりましたね
え!
ホントに!
ありがとう!
良い意味で
はい
前はもっとグズグズしてて暗くて…
自信が無さそうで頼りがいもないなと…
ははは…
ま、まぁ
最近やっと仕事が楽しくなってきたんだよネ
すごくハッキリ言うね~

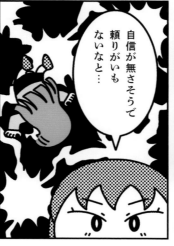

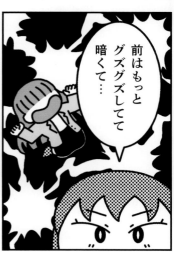

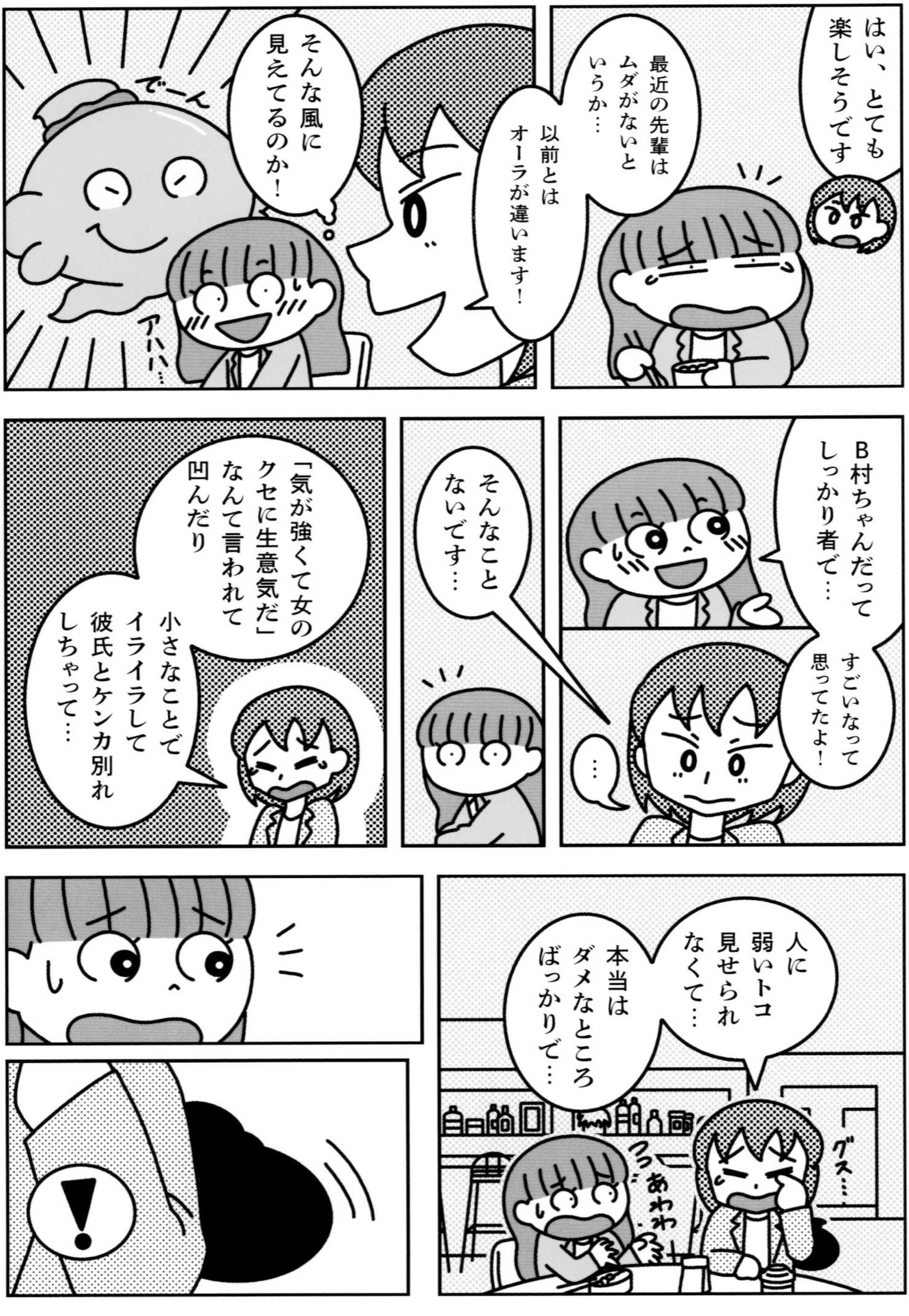
はい、とても楽しそうです
最近の先輩はムダがないというか…
以前とはオーラが違います!
そんな風に見えてるのか!
でーん
アハハ…
B村ちゃんだってしっかり者で…
すごいなって思ってたよ!
…
そんなことないです…
「気が強くて女のクセに生意気だ」なんて言われて凹んだり
小さなことでイライラして彼氏とケンカ別れしちゃって…
人に弱いトコ見せられなくて…
本当はダメなところばっかりで…
グス…
あわわ

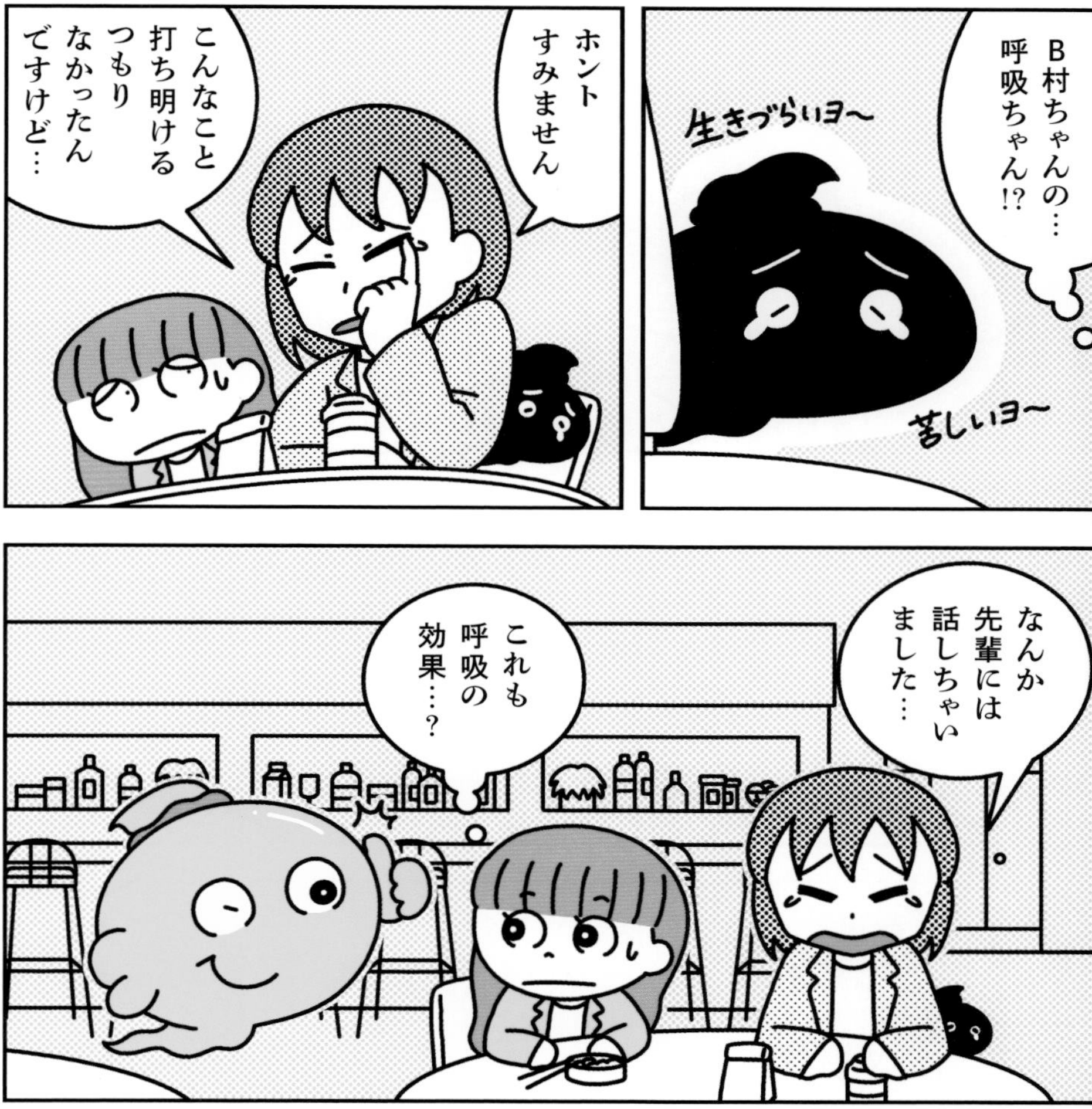
B村ちゃんの…呼吸ちゃん!?
生きづらいヨ〜
苦しいヨ〜
ホントすみません
こんなこと打ち明けるつもりなかったんですけど…
なんか先輩には話しちゃいました…
これも呼吸の効果…?
ねえ、B村ちゃん、今度の休みさ…
はい…

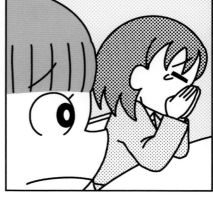

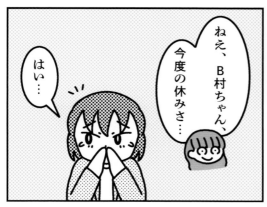

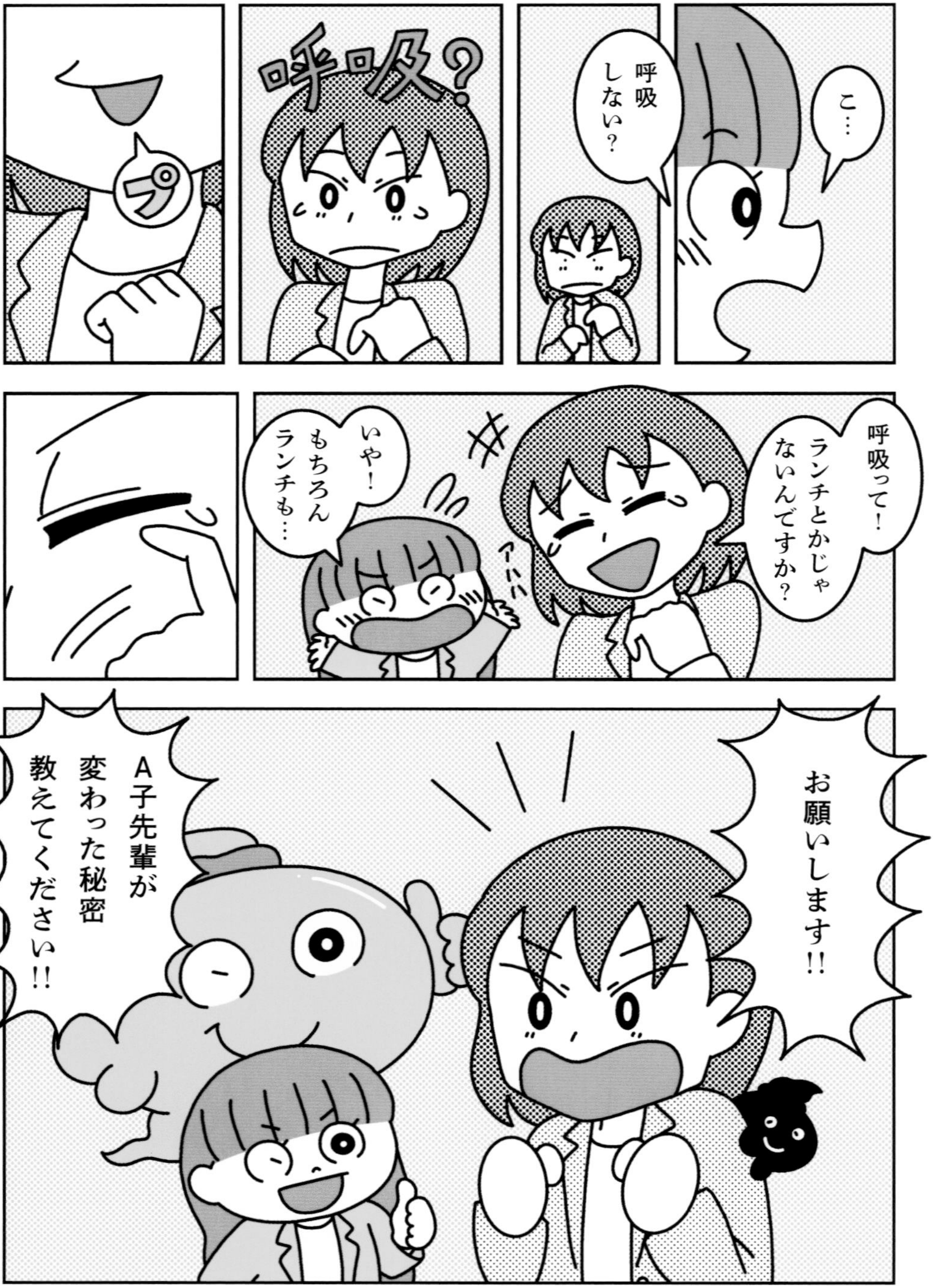
こ…
呼吸しない？
呼吸？
プ
呼吸って！ランチとかじゃないんですか？
いや！もちろんランチも…
アハハ
お願いします!!
A子先輩が変わった秘密教えてください!!

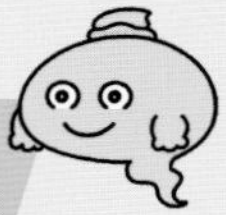

Chapter 4

「吐く息」で潜在パワーを引き出す

潜在意識が私たちの生命を支えている

呼吸トレでは、鼻から吐くことにのみ、意識を集中します。お手本の型を完璧になぞろうとすることより、呼吸と動作が合っていることのほうが大切です。

吐くことに集中して、吸うのを「意識しない」のはなぜか？

それは、吐けば自然に必要な分が入ってくるからです。そしてこれまでのトレーニングの当たり前である「吸って・吐いて」だと、吸うのに力が入って交感神経を優位にし、逆に体を緊張させることもあります。

たとえば、「お腹」を意識してみてください。それだけでお腹が少し力むような反応がありませんか？　まったく意識しないでいるときと、意識した場合とでは、体の状態は変わります。

私たちの意識の領域には、**顕在意識**と**潜在意識**の二つがあります。

顕在意識は、表面意識とも呼ばれ、**自分の頭でわかっている意識**のことです。「○○へ行く」「○○する」「○○を食べる」など、自分が理性で認識できる思考や判断などです。

つまり、私たちは朝目が覚めたときから、顕在意識を使って行動しています。

一方、潜在意識は、**自分の頭ではわかっていない意識**のことです。**潜在意識は私たちの生命を支えてくれているホメオスタシス（恒常性維持機能）が働いています。**

朝になると自然に目が覚めることや、呼吸や体温調整、自律神経、免疫機能など、乱れを「元に戻そう」「癒《いや》そう」と、命を保持するために人間の体に標準装備されている機能です。

「あ、そういえば！」と忘れていたことを突然思い出すことも、潜在意識が脳の中で情報を探し出し、ポンっと出してくれるからです。また、命の危機の場面で発揮される、火事場のバカ力のような、普段は出ない力を引き出すのも潜在意識の力です。

顕在意識と潜在意識の割合は、およそ1対9と言われているのを聞いたことがある方も多いのではないでしょうか。氷山で表した図を一度は目にしたことがあるかもしれません。

圧倒的に潜在意識のほうが大きいのですが、私たちは「意識する」ことに一生懸命で、潜在意識の力をほったらかしにしてきました。

一方、**潜在意識が90%以上**を占めているなら、すごい伸び代だと思いませんか？

たった10%以下の顕在意識だけで頑張るからうまくいかない

一般的なトレーニングでは、「腹式呼吸して」「背中に呼吸を入れて」「肋骨《ろっこつ》を締めて」といった指示をよくしますが、これは呼吸トレの観点からすると、**「意識」することで、たった10%以下の顕在意識の力しか発揮できないと考えます。**

逆に息を吐くことにだけ集中することで、残り90%の潜在意識がオートマチックに自分を整えてくれます。

たとえば、こんな経験はないでしょうか？

「大事なプレゼンで話し始めたら、緊張して声が上ずった」

「ピアノの発表会の本番で手が震えてうまく弾けなかった」

「『絶対勝つぞ！』と大事な試合で意気込んだ瞬間、力みが入って痛恨のミス」

「『好きなあの子にアタック！』と鼻息荒くアプローチしたら、引かれて返信がこなくなった」

「『明日は早いからもう寝なきゃ』と思えば思うほど、眠れない」


こうしたことが起こるのは、意識した途端、交感神経のアクセルがグーッと踏みこまれ、**交感神経が爆上がり**するからです。**攻撃的なスイッチがオンになり、体は硬くなります。**「うまくやろう」「頑張ろう」と切羽詰まったモードでは、力みが生まれ、空回りする原因となります。

息を吐くことに集中して「潜在意識」の力を活性化させる

「○○に息を流す」「一つひとつの細胞に空気を届ける」など、難しいことを考えず、ただただ、吐く息に集中して、頭を空っぽにしていくと、一種の瞑想《めいそう》的な境地に入っていけるようになります。

瞑想というと、黙々と座禅を組むストイックなイメージがある方も多いと思いますが、呼吸トレで息を吐きながら動いている間に、回数に捉われず、ただただ気持ちよく体が勝手に動くような状態を感じたら、動的な瞑想状態に入ることができています。**耳を澄まして自分の呼吸音だけに集中すると、心地いい音と呼吸のリズムに、体もシンクロして気持ちよく動き、精神はフロー状態に入っていきます。**スポーツなどの世界では、体を動かしながらリラックスした集中状態のことを、「ゾーンに入る」と言ったりします。リラックスしながらも、感覚が研ぎ澄まされ、頭で考えるよりも先に、体がオートマチックに動く、潜在意識が活性化された状態です。

息を抜ける人ほど、人生の流れはよくなる

息を吐くことだけに意識を向け、あとは自分の潜在意識の力にゆだねるようになり、私の人生は大きく変わり始めました。

人生には流れがあります。

「○○したい」「○○になりたい」「○○へ行きたい」と目標や願望を持つことは素晴

らしいことですが、20代のころの私が「俳優として売れたい！」と、バキバキに力んでいたころは、この流れに逆らい、息も絶え絶えになっていました。オーディションはひとつも受からなくなり、パートナーとはケンカばかり。もがけばもがくほど、体が重く沈んでいく感覚でした。

呼吸コーチとして東京に小さなスペースを構えたとき、「ムリして頑張らない」と決めました。もちろん生活が成り立つのかとか、お金の心配が胸をよぎったこともありましたが、**「息をしっかり吐いてさえいれば、なんとかなる」と、楽観的にただレッスンを楽しんでいると、自然と口コミの紹介で生徒さんが増えていきました。**

この本を通してあなたと出会えたのも、そのおかげだと思っています。

息をしっかり吐いていれば、何が来たって大丈夫！

恐れず流れに身を任せることができたら、たとえ残念なことが起きても、それが必然だったと受けとれるようになります。

生徒さんの中にも、「仕事がなくなり、売上は減ってしまったけど、もともとノリ気じゃなかったことに気づいた」「ドタキャンされたけど、おかげでじっくり本を読む時間ができた」「試合には負けたけど、今後の課題が明確になった」と、一見ネガティブに思える状況から、すぐさまポジティブに変換して、次の行動につなげていける人が増えています。

今、とても苦しい状況に陥っている方もいらっしゃるかもしれません。すぐに考え方や、捉え方を変えるのは簡単ではないかもしれません。

私も父の死について、前向きに捉えられるまで7年ほどの時間がかかりましたから、どうぞ焦らないでください。しかし、父の死がなければ、私はヨガと出会わなかったし、多くの人に呼吸の大切さを伝えたいとは思わなかったでしょう。父の死があったからこそ、今の私がいると思うと、自分が虚弱体質で生まれたことや、父の死や離婚に至るまで、すべてが必然のように思います。

目の前の出来事を、運が悪いと捉えるか、変わるためのチャンスやヒントだと捉えられるかで行動の選択肢は大きく変わります。

そんなときこそ、鼻からふーっとまずは息を吐き、自律神経をセルフコントロールし、頭も心も体も解放していきましょう。

無意識に意識を向けると、人生は劇的に変わる

呼吸は、本来は無意識で行っているので、私たちの潜在意識そのものであり、「もうひとりの自分」だと、私は思っています。

息という字は、**「自分の心」**と書きます。

緊張した浅い息、リラックスした穏やかな息、喜怒哀楽もすべて息に乗っています。〝意気込み〟や〝イキイキ〟という言葉があるように、息は私たちの意思や意志が乗る〝氣〟の塊なのです。

潜在意識というと、優れた経営者のような方だけに備わった特別な能力や、スピリチュアルっぽいことを連想する方も多いかもしれませんが、**呼吸や血流や内臓の働きも、私たちが目視できない〝見えない力〟ではないでしょうか。**

前述したように、私たちは無意識下で働くホメオスタシスの力で命を保っています。つまり、潜在意識を使えているから今こうして生きているのです。特別な人にだけ備わっている、特殊能力ではありません。

思うに、私たちは「努力は裏切らない」という言葉を信じて、顕在意識10％の世界でこれまで頑張ってきました。

今までは、それでなんとか乗り切れた時代だったのかもしれません。しかしこの変化の目まぐるしい時代を乗り切るには、呼吸力を養い、潜在意識の力を引き出していくことが必要です。

エピローグ

ずっと一緒だよ

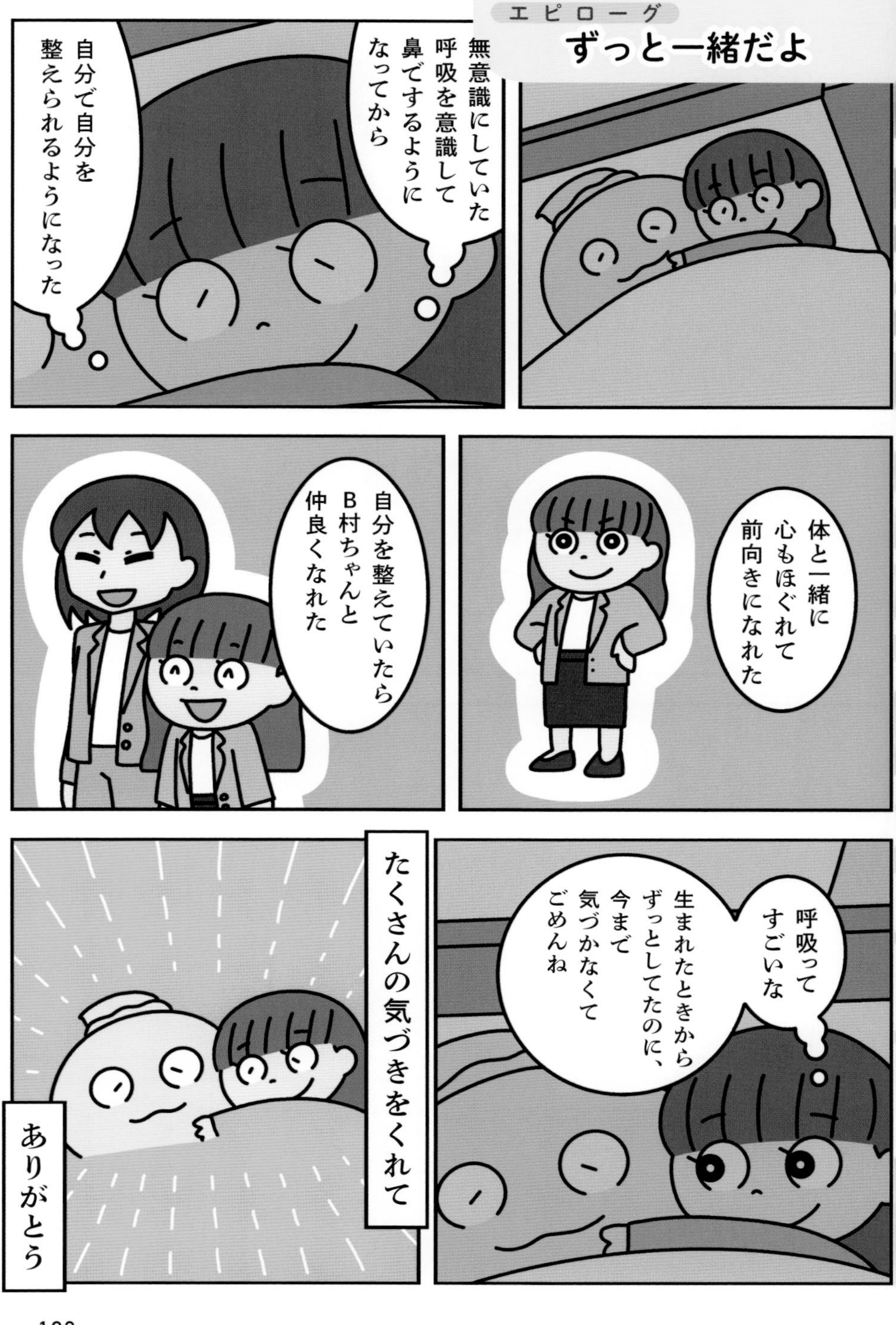

無意識にしていた呼吸を意識して鼻でするようになってから
自分で自分を整えられるようになった
体と一緒に心もほぐれて前向きになれた
自分を整えていたらB村ちゃんと仲良くなれた
呼吸ってすごいな
生まれたときからずっとしてたのに、今まで気づかなくてごめんね
たくさんの気づきをくれて
ありがとう

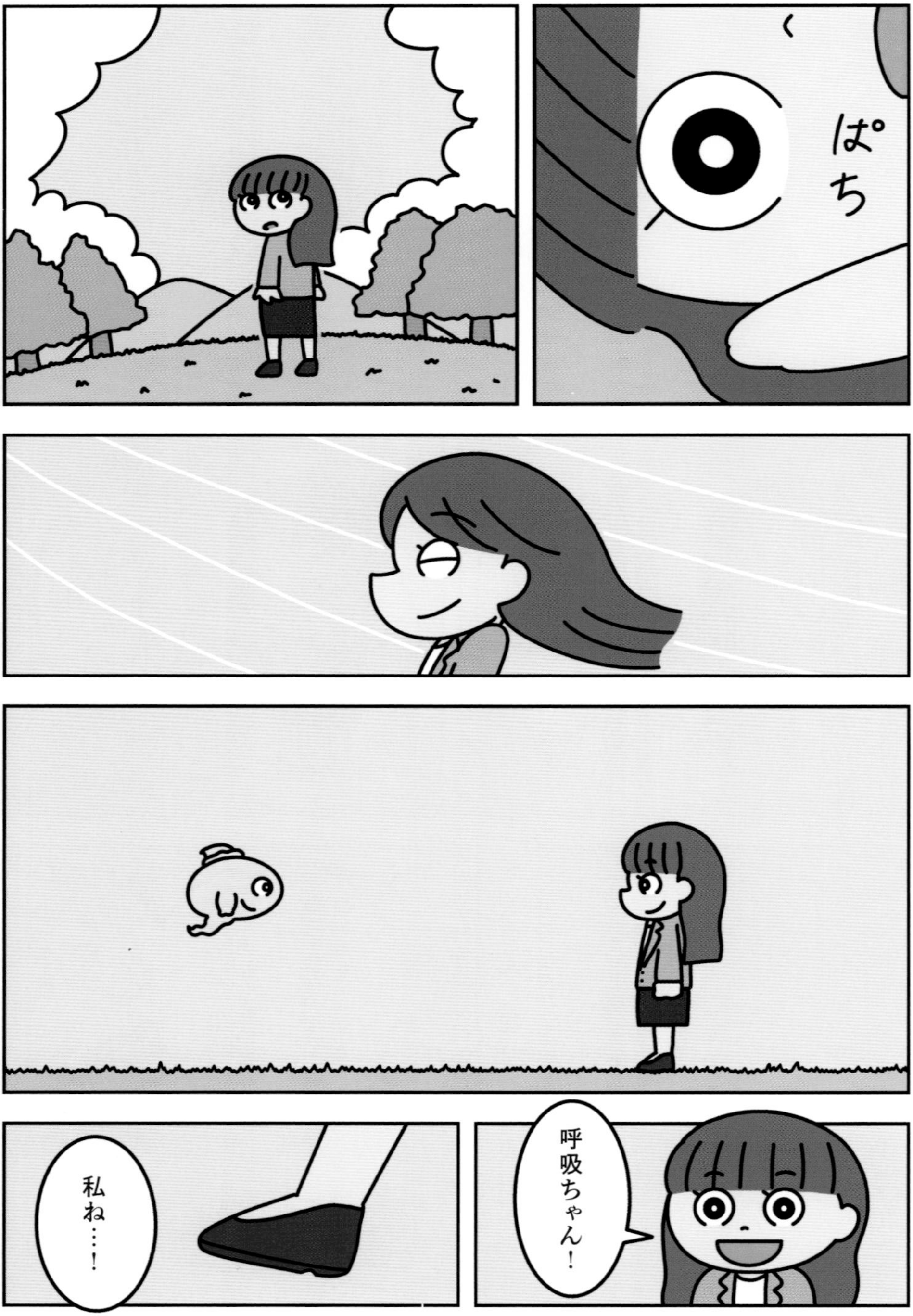
ぱち
呼吸ちゃん！
私ね……！

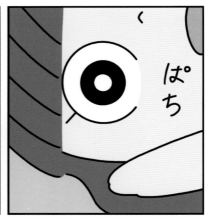

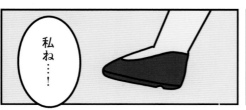

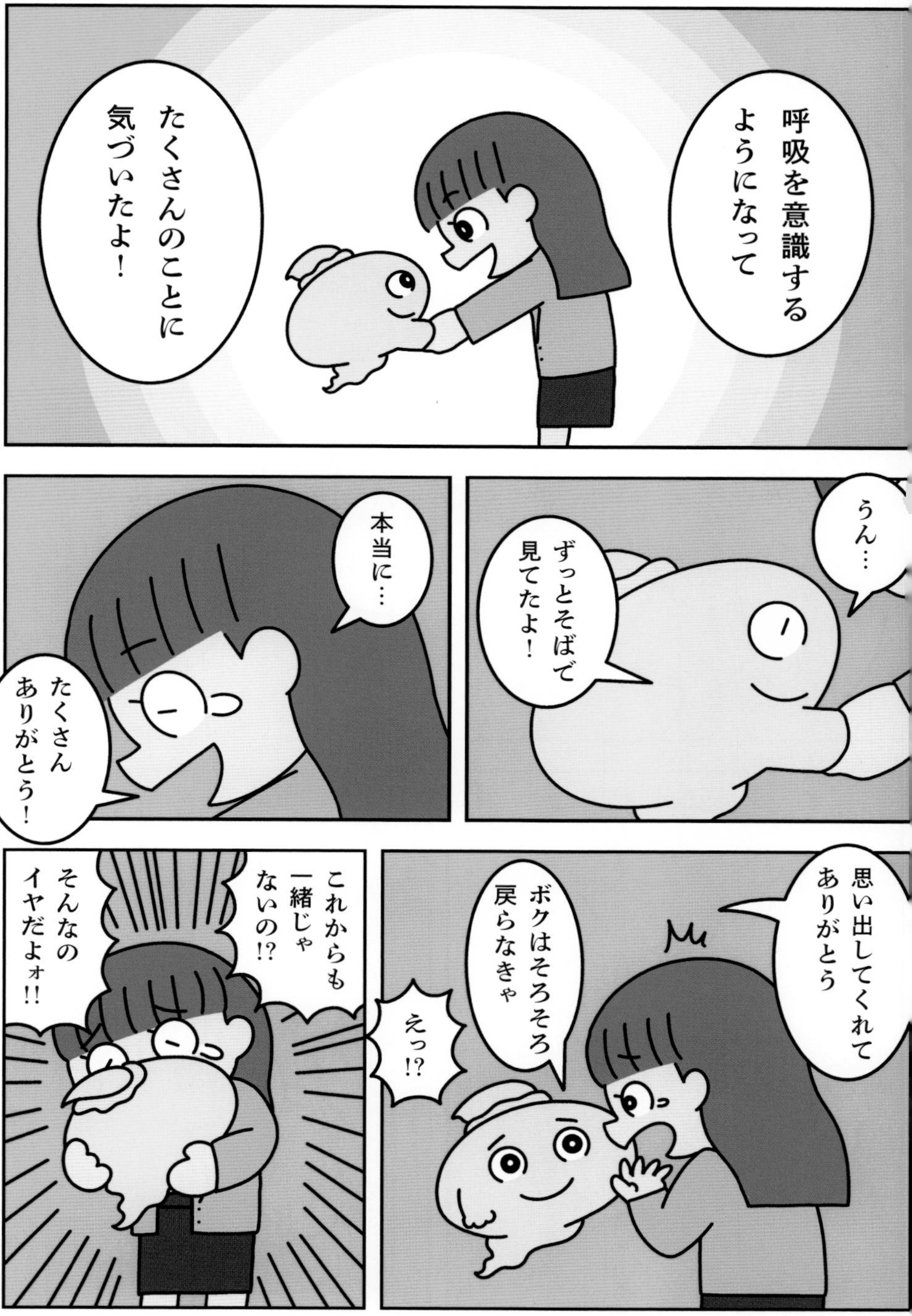
呼吸を意識するようになって
たくさんのことに気づいたよ！
うん…
ずっとそばで見てたよ！
本当に…
たくさんありがとう！
思い出してくれてありがとう
ボクはそろそろ戻らなきゃ
えっ!?
これからも一緒じゃないの!?
そんなのイヤだよォ!!

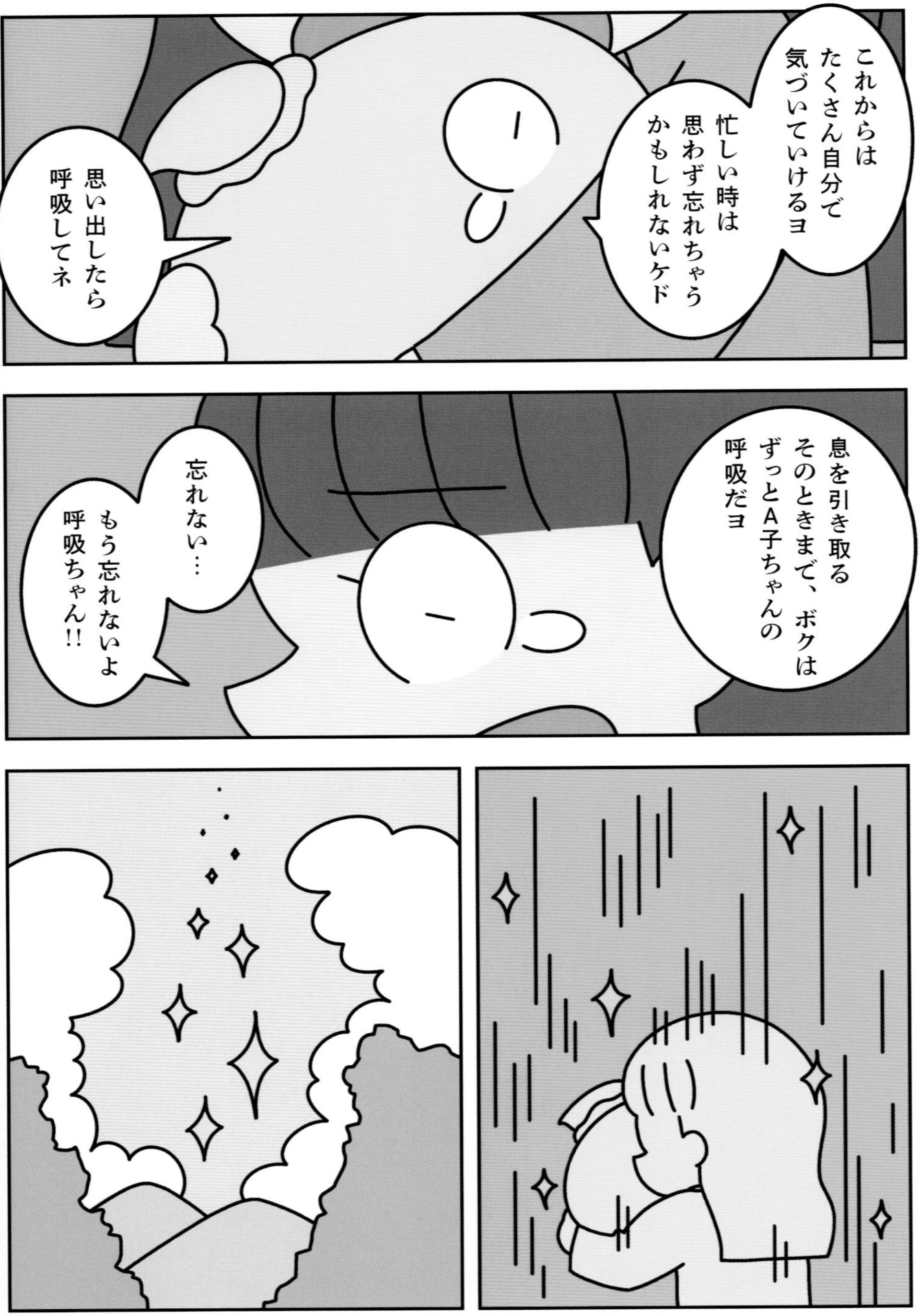
これからはたくさん自分で気づいていけるヨ
忙しい時は思わず忘れちゃうかもしれないケド
思い出したら呼吸してネ
息を引き取るそのときまで、ボクはずっとA子ちゃんの呼吸だヨ
忘れない…
もう忘れないよ呼吸ちゃん!!

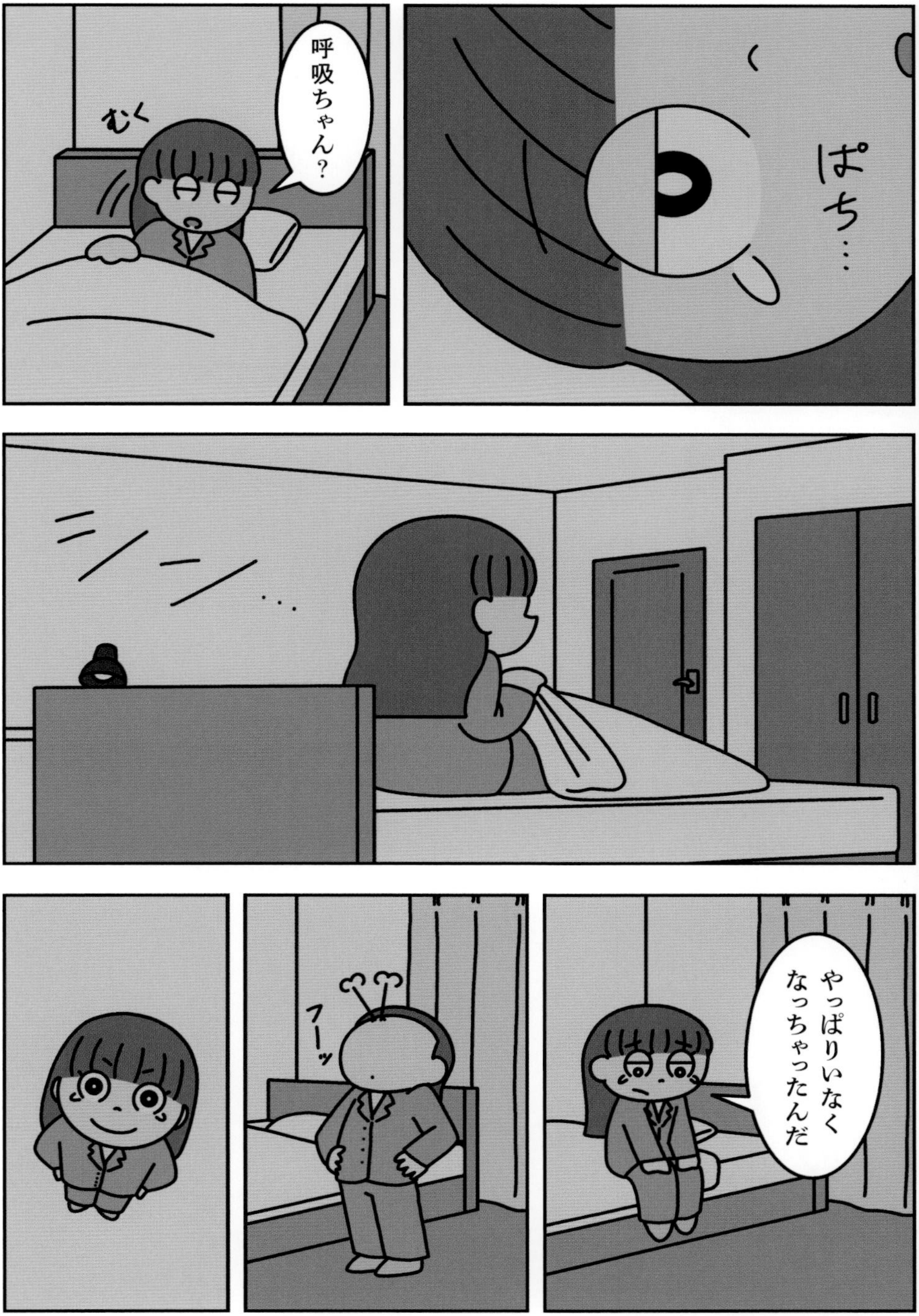
ぱち…
呼吸ちゃん？
むく
やっぱりいなくなっちゃったんだ
フーッ

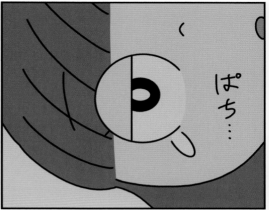

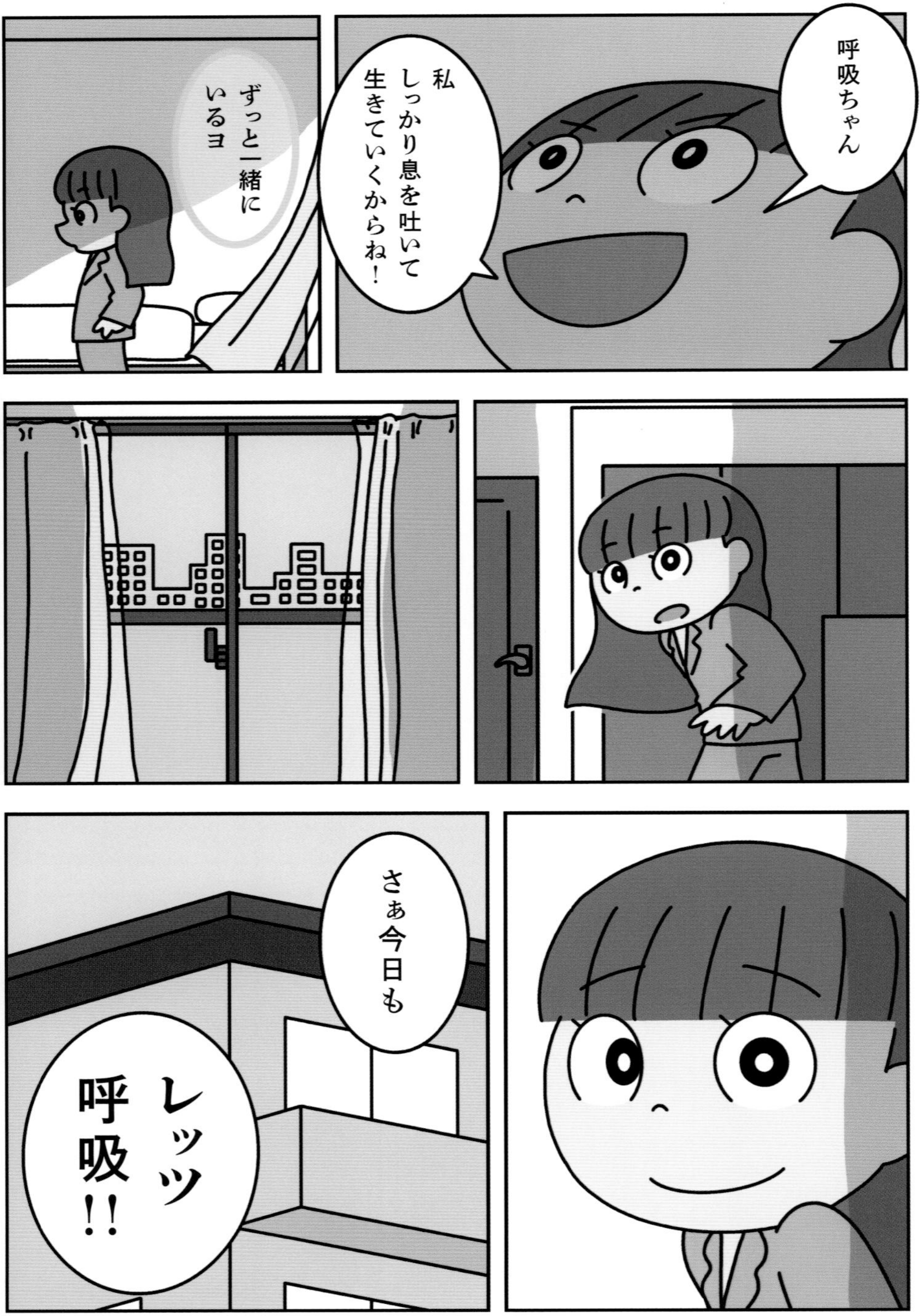
呼吸ちゃん
私 しっかり息を吐いて生きていくからね！
ずっと一緒にいるヨ
さぁ今日も
レッツ呼吸!!

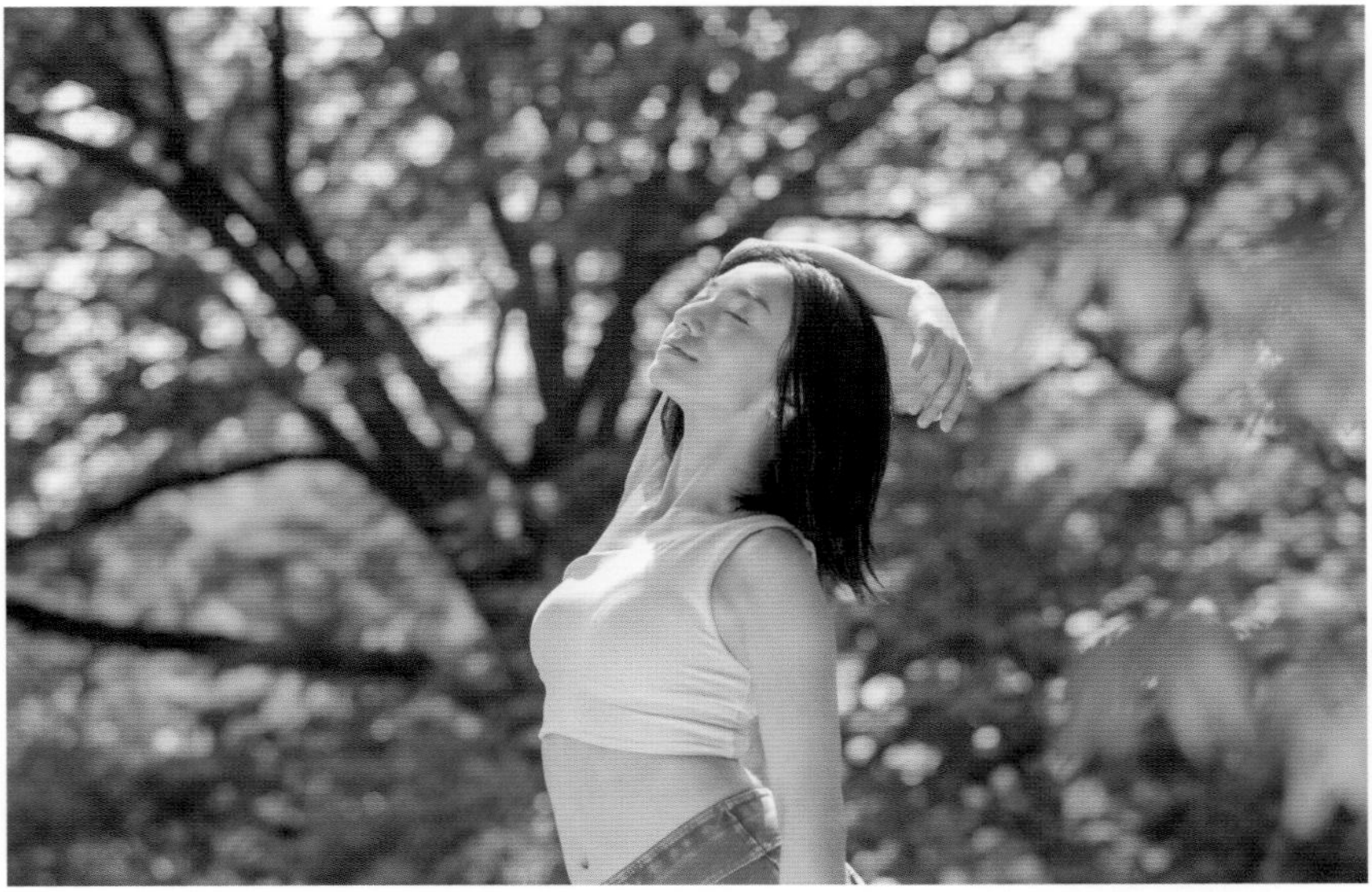

おわりに　息をすることは、生きること

本書を最後までお読みいただき、ありがとうございます。

この社会から〝息苦しい〟をなくしたい。

そんな想いから、企画書を作り、たくさんの方からの励ましや応援をいただきながら、この本を世に出すことができました。

病弱な幼少期、俳優の経験、父の自死、離婚……。

何ひとつ欠けていても、今の私はいません。

父が亡くなった当初は、いっそ自分も後を追って楽になりたいと思う毎日でした。

どこをどう見ても真っ暗だったんです。それでも私は生きることを選んだし、死ぬ

のはやっぱり怖かった。悔しかったし、生きていたかった。

そんな果てに「呼吸」と出会い、人生がガラリと変わりました。
困難やトラブルも、自分で好転させることができるようになりました。

「欲望の大きさは、声の大きさに比例する」

蜷川幸雄さんの言葉で、もっとも印象に残っている言葉です。

思えば声も、吐く息に乗せた音です。
吐く息が強ければ、「好きだよ」「イヤだ」「助けて」「ごめんね」「ありがとう」と伝える力も大きくなります。大きければ大きいほど、伝わるエネルギーや、届けられる人は多くなるはずです。

私は、世界が震えるくらい大きな声で——

「呼吸ってすごいよ」
「あなたはひとりじゃない」
「きっと大丈夫」

――と、届け続けていきたい。

「生きる」ことは「息《いき》る」こと。
息苦しかったころの私は、自分の人生を生き忘れていたように思います。
息の様子。まさしく息様《いきざま》に生き様《いざま》が表れます。

あなたがもし不安にかられたとき、孤独を感じたとき。
そっと目をつむり、自分の呼吸を感じてみてください。
鼻腔を通る空気、呼吸音、呼吸に合わせて上下する胸、心臓の鼓動。
絶え間なく生きようとしている自分がいることに気づくはず。

どんなに忙しいときも、眠っているときも、笑っているときも、私たちは絶え間なく呼吸し続けています。いつか息を引きとるそのときまでずっと。

自分の命を輝かせるスイッチは、生まれたときから、自分のもとにすでにあるのです。

あなたはこれから、どこで、誰と、どんな呼吸で自分の人生を歩んでいきたいですか？

いつかくるその瞬間《とき》まで、
イキイキと息をして、ともに過ごしていきましょう。

堀杏子

【著者プロフィール】

堀 杏子（ほり・きょうこ）

呼吸コーチ・ヨガインストラクター
全米ヨガアライアンスRYT500保有
1987年生まれ。石川県金沢市出身。幼少時より喘息やアレルギー性鼻炎などの虚弱体質に悩み続ける。2010年、関西外国語大学卒業後、俳優を目指し上京。2012年、舞台演出家・蜷川幸雄氏の劇団「さいたまネクスト・シアター」に一般応募600名以上の中から合格し、彩の国さいたま芸術劇場に6年間所属。国内外の公演や映像作品に出演。2016年に蜷川幸雄氏が亡くなるまで最後の教え子として多くを学ぶ。在団中、父親が自死をした経験と、自身の結婚、離婚の果てに南インド発祥のヨガと出会う。呼吸により"体の中からパワーが溢れてくる感覚"に感動し、2021年、全米ヨガアライアンスRYT500を取得。鼻から吐く呼吸に動作を合わせたトレーニングで、体の詰まりや滞りをセルフケアする方法を身につけ、これまでの慢性的な不調が改善。2022年、都内にパーソナルトレーニングスペースを構える。現在では経営者やオリンピック・パラリンピックを目指すアスリートなど、多数の指導実績を誇る。セッション実績は約3年間で1300本以上。「呼吸が変われば体が変わり、体が変わればマインドが変わる」ことで人生が充実することを伝えている。

https://www.instagram.com/kyoko_theatre13/

Special Thanks（敬称略・50音順）

市川章弘
井上沙紀
内田未央
大園陽祐
大塚智寛
岡崎瑠璃子
金谷英剛
倉橋順子
K.Y
古知屋由生
佐伯千春
沙央くらま
坂野弘樹
佐藤彩果
スポーツ超会議
築地直輝
藤井智子
みっちー
宮西華奈子
MOEKA
横川友美
横山裕也
吉本健太
LE

装丁　小口翔平＋後藤司（tobufune）
本文デザイン　熊谷菜穂美（ATOM STUDIO）
マンガ作画　しまだたかひろ
マンガシナリオ　堀杏子
イラスト　二神さやか
写真　杉浦弘樹
メイク　木戸タカ子
執筆協力　林美穂
DTP　キャップス
校正　広瀬泉
衣装提供　FREDDY（株式会社フラックス）

息を吐くだけで
カラダの不調が消える呼吸革命

2023年11月4日　初版発行
2024年5月27日　2刷発行

著　者　堀　杏子
発行者　太田　宏
発行所　フォレスト出版株式会社
〒162-0824 東京都新宿区揚場町2-18　白宝ビル7F
電話　03-5229-5750（営業）
03-5229-5757（編集）
URL　http://www.forestpub.co.jp

印刷・製本　日経印刷株式会社
© Kyoko Hori 2023
ISBN978-4-86680-248-0　Printed in Japan
乱丁・落丁本はお取り替えいたします。

『息を吐くだけでカラダの不調が消える呼吸革命』

購入者限定
無料プレゼント

ここでしか手に入らない貴重な情報です。

SNS 非公開の
秘伝の呼吸法

動画

「吐く呼吸」の極意、
そして本書ではお伝えしきれなかった呼吸トレを
数種ご紹介します。

無料プレゼントを入手するにはこちらへアクセスしてください。

https://frstp.jp/kokyu

※この動画は本書をご購入いただいた読者限定の特典です。
※動画ファイルはWeb上で公開するものであり、CD・DVDなどをお送りするものではありません。
※上記特別プレゼントのご提供は予告なく終了となる場合がございます。あらかじめご了承ください。